Anke Precht

EINSCHLAFZAUBER

Anke Precht

EINSCHLAF-ZAUBER

Das sanfte Einschlafritual für Kinder.
Für Kinder bis 8 Jahre

Kösel

MIX
Aus verantwortungsvollen Quellen
FSC® C005833

Verlagsgruppe Random House FSC® N001967
Das für dieses Buch verwendete FSC®-zertifizierte Papier *Munken Print white* liefert Arctic Paper Munkedals AB, Schweden.

Umschlag: Weiss Werkstatt, München
Umschlagmotiv: plainpicture/BlueHouseProject
Lektorat: Cordula Hubert, Olching
Illustrationen: Mascha Greune, München
Druck und Bindung: Těšínská tiskárna,Česky Těšin
Printed in Czech Republic
ISBN 978-3-466-31035-7

www.koesel.de

Inhalt

Vorbemerkung: Endlich gut einschlafen!

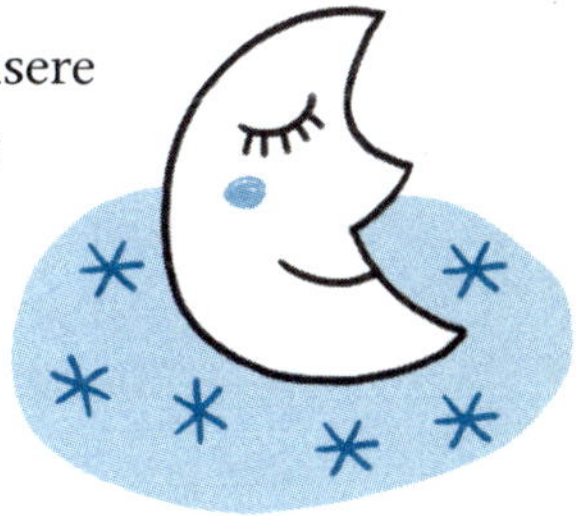

Davon träumen wir Eltern alle: Wir bringen unsere Kinder abends ins Bett, sagen ihnen gute Nacht und die Kinder schlafen ein. Das gibt es wirklich! Immer wieder berichten Eltern von solchen Naturtalenten im Einschlafen und werden dafür unendlich beneidet: von all jenen, in deren Familien das abendliche Einschlafen der Kinder eben gar nicht so leicht oder so schnell geht. In denen Bücher vorgelesen, Geschichten erzählt und Lieder gesungen werden und die Kinder kurz danach wieder im Wohnzimmer stehen, darüber klagen, dass sie nicht schlafen können, noch eine Geschichte möchten, aufs Klo müssen, Durst haben oder Angst. Oder es brauchen, dass jemand bei ihnen liegt, damit sie endlich in den heiß ersehnten Schlaf finden.

Kaum eine Mutter oder ein Vater, die hier keine Geschichten erzählen können. Manche sind lustige Anekdoten. Für viele Eltern weitet sich das Zu-Bett-Bringen aber zur Zerreißprobe aus. Oft sind sie Abend für Abend von ihren Kindern genervt, oder sie haben ein schlechtes Gewissen, weil sie das mit dem Ins-Bett-Bringen offensichtlich nicht im Griff haben. Andere haben resigniert und akzeptiert, dass neben den Tagen auch die Abende den Kindern gehören und ihre ganz private Zeit für sich oder die Partnerschaft auf ein Minimum zusammengeschmolzen ist. Ich kenne sogar Mütter, die seit Jahren nicht mehr ausgegangen sind, weil ihre Kinder fordern, dass nur Mama und niemand anders sie ins Bett bringt und bei ihnen ist, bis sie (sehr spät!) endlich weggeschlummert sind. Wenn diese Mütter es doch einmal ausprobieren und ausgehen und der Vater dann die Kinder ins Bett bringt, spielen sich die schlimmsten Dramen ab. Nicht etwa deshalb, weil es die Väter schlechter gemacht hätten. Aber Mama ist Teil des Rituals, anders geht es nicht.

Was skurril klingt, ist für viele Familien eine große Belastung. Frust, Stress und Schuldgefühle resultieren daraus. Für die Kinder bedeuten die Abende häufig ebenfalls eine Belastung. Weil sie jeden Abend Ärger bekommen und das Zu-Bett-Gehen ein Kampf wird. Wenn sie schlecht oder spät einschlafen, sind sie morgens beim Aufstehen noch nicht ausgeschlafen und in Kindergarten oder Schule müde. Außerdem spüren sie natürlich auch, dass ihre Eltern abends eigentlich keine Lust mehr haben und von ihnen genervt sind. Aber auch die Kinder können nicht aus eigener Kraft aus diesem Teufelskreis ausbrechen. Die Unruhe von Eltern und Kindern überträgt sich wechselseitig, Erwartung und Resignation verstärken sich häufig zu wirkungsvollen Glaubenssystemen, dass der Abend so ablaufen müsse und das nicht zu ändern sei. So findet jeden Abend der gleiche Horror statt.

Dabei dürfte es zunächst gar nicht so schwierig sein mit dem Einschlafen, wenn wir die Erkenntnisse der Schlafforschung anschauen. Einschlafen ist nämlich kein aktiver Prozess, also nichts, das man können oder schaffen müsste. Ganz im Gegenteil: Schlaf kommt von selbst, wenn ein Mensch ausreichend müde ist, ohne dass man wissen müsste, wie das geht. Wer müde ist, kann schlafen, egal ob Kind oder Erwachsener.

Was also geht manchmal schief?

Bevor der Schlaf das Wachsein ablösen kann, braucht es einen weiteren Schritt. Es gibt nämlich drei grundlegende physiologische Zustände: neben dem Wachzustand und dem Schlaf einen dritten, die Trance. Das ist ein Entspannungszustand, ähnlich denen, die wir aus Tagträumen kennen. Dieser Zustand liegt immer zwischen Wachsein und Schlaf. Morgens, wenn wir aufwachen, sind wir ganz automatisch eine Zeitlang in Trance, auch wenn das vielen Menschen gar nicht bewusst ist. Ein Zwischenzustand: nicht mehr im Schlaf, aber auch noch nicht ganz wach. Wenn wir ausschlafen können und halbwach dösen, kann dieser Zustand mehrere Minuten oder sogar eine halbe Stunde dauern. Wenn wir schnell aufstehen müssen, bemerken wir ihn kaum, nach ein paar Sekunden ist er schon wieder vorbei. Wenn er doch länger dauert, taumeln wir halbwach durch die Wohnung und verlassen den Trancezustand erst beim ersten Schluck Kaffee oder unter der kalten Dusche.

Abends zwischen Wachsein und Schlaf ist es genauso. Sicher haben Sie beim Einschlafen schon einmal erlebt, wie die Tagesgedanken beginnen, abzuschweifen, ein wenig seltsam oder fantasievoll werden, wie in einem Traum, aber trotzdem war Ihnen klar, Sie schlafen noch nicht? Oder Sie erinnern sich daran, wie Sie beim Lesen die letzten Zeilen zwar gelesen haben, aber danach nicht mehr sagen konnten, was genau da stand? Oder so abgeschweift sind, dass sich die Geschichte in Ihrem Kopf ganz anders weiterentwickelt hat als auf den Buchseiten? Manche Menschen erleben diesen Trancezustand körperlich als ein Gefühl intensiver Schwere oder Leichtigkeit oder des Fließens oder nehmen den Körper besonders intensiv wahr.

Wenn wir in diesen entspannten Zustand gelangen und müde sind, kommt der Schlaf von selbst, ohne dass wir etwas dazu tun müssen. Im Gegenteil: Jede Anstrengung würde das Einschlafen verhindern. Davon berichten Erwachsene, die unter Einschlafstörungen leiden: Je mehr sie sich den Schlaf herbeisehnen, umso länger liegen sie wach. Das ist leicht verständlich, denn unbedingtes Wollen entspricht einer inneren Anstrengung, innere Anstrengung verhindert entspannte Trance. Und ohne Trance gelingt das Einschlafen nicht.

Es gilt also: Wenn der Trancezustand nicht eintritt, schlafen wir nicht ein – egal, wie müde wir sind. Für unsere Kinder gilt das natürlich genauso.

Somit lautet die Frage: Wie helfen wir unseren Kindern abends in Entspannung, wie können wir sie in Trance »beamen«, damit sie möglichst leicht und schnell in den Schlaf finden?

Dafür müssen zwei Bedingungen erfüllt sein:

- Die Muskulatur des Körpers ist entspannt.
- Der Geist kommt zur Ruhe, wird träge oder fokussiert sich auf ein bestimmtes Thema, ohne sich abzulenken.

Sind diese Voraussetzungen erfüllt, passiert das Einschlafen von selbst. Endlich!

Unsere Aufgabe ist nun nicht, unsere Kinder zum Einschlafen zu zwingen. Sondern sie dabei zu unterstützen, von den vielen aufregenden Aktivitäten des Tages Abstand zu bekommen, sich körperlich zu entspannen, ihren Geist zu beruhigen und dann ganz automatisch und leicht in den Schlaf zu gleiten.

Leicht gesagt, schwer getan? Manchmal hilft eine Geschichte oder ein Schlaflied, aber oft reicht das nicht aus. Die Kinder zappeln weiterhin im Bett herum, sie sind trotz Müdigkeit neugierig, was die Eltern am Abend machen, und wollen dabei sein. Sie haben Angst, etwas zu verpassen, sind beschäftigt mit einem Thema, das sie tagsüber sehr stark eingenommen hat und das sie nicht loslässt, oder sie wollen einfach noch Zeit mit den Eltern verbringen.

Deshalb habe ich gemeinsam mit mehreren Kindern den »Einschlafzauber« entwickelt und erprobt. Wir haben dieses Ritual deshalb so genannt, weil das Einschlafen manchmal wirklich fast wie durch Magie zu klappen scheint, aber auch, weil Kinder ja alles mögen, was mit Zaubern zu tun hat, und die Vorstellung toll finden, selbst zaubern zu können. In den folgenden Kapiteln stelle ich ihn genauer vor: ein Einschlafritual, das es unseren Kindern einfacher macht, abends in den Schlaf zu finden. Es vereint die Ergebnisse der wissenschaftlichen Tranceforschung mit den Erfahrungen vieler Kinder und ihrer Eltern, die erlebt haben, dass das abendliche Einschlafen plötzlich viel müheloser und entspannter vonstattengeht.

Im ersten Kapitel beschreibe ich detailliert, welche Erkenntnisse in dieses Ritual eingeflossen sind, auf welche Weise es wirkt und Ihr Kind dabei unterstützt, zur Ruhe zu kommen. So können Sie gut nachvollziehen, welche Bewandtnis es mit den einzelnen Schritten hat, was dabei passiert und auf welche Weise sich die verschiedenen Schritte gegenseitig unterstützen und verstärken. Diese Schritte werden im zweiten Kapitel konkret beschrieben und mit Beispielen aus meiner Praxis illustriert.

Wenn Sie mit dem Einschlafzauber anfangen, werden Sie die Erfahrung machen, dass er etwas Zeit in Anspruch nimmt, vielleicht 10 Minuten oder eine Viertelstunde. Möglicherweise steht Ihr Kind die ersten Male danach noch einmal auf, wenn es vorher ebenfalls diese Gewohnheit hatte. Wie Sie damit und mit anderen Störungen umgehen, beschreibe ich ebenfalls in den folgenden Kapiteln. Diese Schwierigkeiten werden sich nach kurzer Zeit legen, wenn Sie den Tipps dazu folgen. So wird das Ritual von Abend zu Abend einfacher und vertrauter. Denn ein Ritual ist es, und auch deshalb wird es von Mal zu Mal selbstverständlicher und für Eltern wie Kinder schöner.

Und auch schneller: Viele Kinder, die vorher zwischen Zähneputzen und Einschlafen mehrere Stunden brauchten, und auch solche, die den Einschlafzauber bei den ersten Malen immer wieder unterbrachen, schliefen schon nach einigen Wochen innerhalb weniger Minuten friedlich ein. Das beweist zum Beispiel der fünfjährige Paul, von dem ich im zweiten Kapitel erzählen werde. Er hat den Einschlafzauber ganz toll gelernt und sogar mit entwickelt!

Das dritte Kapitel zeigt, dass der Einschlafzauber auch in besonderen Lebenssituationen genutzt werden kann.

Weil der Einschlafzauber in seiner umfangreichsten Form am besten für Kinder zwischen 3 und 8 Jahren geeignet ist, finden sich im vierten Kapitel zwei Versionen, mit denen auch kleinere Kinder gut zurechtkommen. Denn natürlich ist es am besten, das mühelose Einschlafen schon ganz früh zu lernen. Damit erspart man sich und den Kindern eine Menge Stress und Ärger.

Am Schluss finden Sie noch zwei Kapitel, die mit dem Einschlafzauber nicht unmittelbar etwas zu tun haben, die mir aber trotzdem sehr wichtig sind: Beim leichteren Einschlafen geht es ja nicht nur darum, das Richtige zu tun, sondern auch darum, Hinderliches zu lassen. Deshalb weise ich im fünften Kapitel auf einige Themen hin, die aus psychologischer und medizinischer Sicht das Einschlafen nicht nur bei Kindern sehr stark beeinflussen können. Auch darauf sollten Sie achten.

Im sechsten Kapitel finden Sie schließlich Hinweise zu Mitteln aus Naturheilkunde und Homöopathie, die zusätzlich helfen können, wenn Sie sie nutzen möchten. Ich habe die Erfahrung gemacht, dass man sie in der Regel nicht braucht, wenn man das passende Ritual gefunden hat und die Hinweise aus dem fünften Kapitel beherzigt. Sie können aber als unterstützende Maßnahme für den Übergang gesehen werden, wenn Sie ein Kind haben, das besonders unruhig ist.

Nun wünsche ich Ihnen viel Spaß beim Lesen und Ausprobieren! Denn das ist das Entscheidende: Starten Sie gleich, auch wenn Sie vielleicht noch nicht hundertprozentig sicher sind. Probieren geht auch hier über Studieren. Sie werden bald herausgefunden haben, wie Sie den Einschlafzauber mit Ihren Kindern am besten nutzen können. Lassen Sie sich überraschen! Ihnen und Ihren Kindern wünsche ich ruhige Nächte und entspannte Abende!

1

WAS IST DER EINSCHLAF-ZAUBER?

Ein Ritual, das nach und nach automatisiert wird

Der Einschlafzauber ist zuallererst ein Einschlafritual. Also eine Folge von Handlungen, die wir in einer bestimmten Situation immer wieder auf ähnliche Weise ausführen. Jede Familie nutzt Rituale. Manche tun das bewusst, manche unbewusst. Am häufigsten finden Rituale da ihren Platz, wo ein neuer Abschnitt im Tagesablauf beginnt: Dazu gehören das Tischgebet oder das kleine Gedicht, bevor wir mit dem Essen anfangen, oder das Umbinden der Serviette. Auch die Abschiedsumarmung, der Kuss und das immer gleiche Winken beim Abschied im Kindergarten sind Rituale, die den Wechsel erleichtern. Im Kindergarten selbst werden ebenfalls Rituale genutzt, um den Kindern die Orientierung zu erleichtern: der Morgenkreis, in dem alle Kinder in der Gruppe ankommen und willkommen geheißen werden. Auch ganz einfache Dinge wie das Zähneputzen nach dem Essen bekommen nach und nach einen ritualisierten Charakter. Dadurch werden sie zu einer Gewohnheit, die sich so stark festigt, dass man sie ganz automatisch jeden Tag wiederholt. Durch Rituale werden schwierige Dinge einfacher.

Das heißt aber nicht, dass Rituale zwangsläufig positiv sein müssen. Oft schleifen sich auch Verhaltensweisen ein, die weder gesund noch hilfreich sind. Jeder weiß, wie schwer es ist, sich von einer Verhaltensweise zu trennen, die lange tagtäglich zu unserem Alltag gehört hat und die wir nicht mehr möchten: das Rauchen, ein Tick, bestimmte Gesten und Ausdrücke.

Ein Ritual wird nicht deshalb zu einem Ritual, weil es gut

für uns ist. Ein Ritual entsteht immer dann, wenn wir eine Verhaltensweise so oft unter ähnlichen Umständen wiederholt haben, dass sie uns zur Gewohnheit geworden ist. Was dann geschieht, nennen wir Psychologen Automatisierung: Etwas ist uns so in Fleisch und Blut übergegangen, dass es von alleine passiert, am Bewusstsein vorbei. Ob hilfreich oder kontraproduktiv, spielt dabei keine Rolle.

Unsere Kinder werden von klein auf mit Ritualen konfrontiert, entwickeln gemeinsam mit uns neue und wachsen in sie hinein. Sie tun das nicht alleine, Rituale entstehen nicht von selbst! Meistens sind mehrere Personen beteiligt, und häufig sind das die Eltern. Von ihnen lernen Kinder die meisten Rituale; manchmal beabsichtigt, manchmal unbeabsichtigt

Wenn ein Ritual hilfreich ist, erweist es sich für den Alltag als Segen: Die Gewohnheit, sich nach dem Mittagessen hinzusetzen und die Hausaufgaben zügig zu machen, beschert Eltern wie Kindern ein paar Jahre stressarmer Schulzeit. In anderen Familien hat sich dagegen vielleicht an gleicher Stelle ein anderes Ritual eingeschlichen: Das Kind setzt sich an den Schreibtisch, schlägt das Heft auf, sucht nach Ablenkung, findet einen Comic, in dem es liest, oder schaltet den Computer ein. Die Mutter kommt herein und schimpft, ermahnt das Kind zum Arbeiten, das beginnt mit den Hausarbeiten, macht dann wieder etwas anderes und so weiter. Schnell geht darüber der Nachmittag vorbei. Vielleicht hat sich auch eingespielt, dass jemand während der Hausaufgaben neben dem Kind sitzen muss, damit es arbeiten kann. Beim Essen kann es sein, dass ein Kind erst eine halbe Stunde mäkelt, bevor es ein paar Bissen zu sich nimmt.

Genauso verhält es sich auch mit den Ritualen beim Einschlafen. Ob man will oder nicht, wird das, was sich eine Weile wiederholt hat, zu einem Ritual. Wenn ein Kind zwei Stunden lang immer wieder ins Bett gebracht wird, noch einmal aufsteht, wieder ins Bett gebracht wird, wieder aufsteht, und das so lange, bis sich jemand neben es legt, damit es endlich einschläft, kann das sehr wohl Ausdruck davon sein, dass das Kind wirklich unruhig ist, weil es etwas Konkretes plagt. Wenn es sich aber jeden Abend wiederholt, ist es naheliegender, dass die abendliche Unruhe, die früher vielleicht einmal einen konkreten Grund gehabt hat, sich inzwischen ebenfalls automatisiert hat. Sie ist selbst zu einem Ritual geworden.

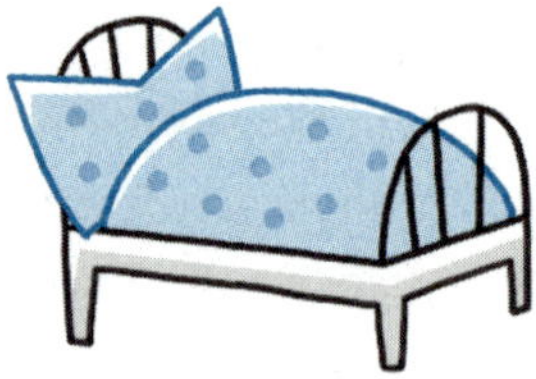

Solche Gewohnheiten sind schwer zu durchbrechen. Diskutieren, Schimpfen oder Ermahnen helfen nie: Automatisiertes Verhalten trägt immer den Sieg über Worte und Einsichten davon. Trotzdem können wir aus einem negativen Ritual wieder aussteigen. Dazu braucht es ein neues Ritual, ein anderes, eines, das besser ist und das alte ersetzt. Wenn wir sowieso Energie für ein Ritual aufwenden, warum dann nicht für ein hilfreiches?

So ein Ritual ist der Einschlafzauber.

Wenn Sie beginnen, ihn zu nutzen, wird es eine Zeit des Übergangs geben, in dem die alten Rituale noch wirksam sind und sich mit dem neuen mischen. Nach und nach werden die alten Gewohnheiten und Körperreaktionen dann ersetzt durch die neuen. Und schließlich kommt die Zeit, in der der Einschlafzauber so wirksam automatisiert wurde, dass die Kinder schon zu gähnen beginnen, wenn man vom Einschlafzauber spricht oder sich an den Bettrand setzt. Manchmal braucht man dann gar nicht mehr das ganze Ritual durchzuführen, weil die Kinder schon vorher eingeschlafen sind.

In der Regel braucht es einige Wochen, maximal zwei bis drei Monate, bis sich das neue Ritual automatisiert hat. Aber erste Veränderungen zeigen sich meistens schon nach wenigen Tagen. Es lohnt sich also, schnell damit anzufangen. Dann wird leichtes und schnelles Einschlafen zur neuen Gewohnheit, und es wird schwer, wieder damit aufzuhören!

Ein Ritual, das Kinder in ihrer Persönlichkeit stärkt

Den Einschlafzauber fuhren Sie mit Ihrem Kind durch. Sie leiten an, Sie machen Vorschläge, Sie erinnern Ihr Kind in den ersten Tagen daran, bis es selbst daran denkt und Sie an den Einschlafzauber erinnert. Dieses Ritual, das immer natürlicher stattfinden wird und Ihrem Kind erleichtert, in den Schlaf zu finden, ist aber viel mehr als eine Methode, die Sie nutzen, um etwas zu erreichen. Es ist keine Pille, die Sie Ihrem Kind geben und die dazu führt, dass es endlich besser einschlafen kann. Es ist etwas, das Ihr Kind lernt und sich aneignet. Ab diesem Punkt ist Ihr Kind viel mehr als jemand, mit dem etwas gemacht wird, das hilft. Ihr Kind ist aktiv dabei, es entscheidet in vielen Etappen, wie dieses Ritual genau sein soll, damit es zu ihm passt. Es lernt und gestaltet, und somit wird es zum Akteur. Es macht die Erfahrung: Ich selbst kann mich dazu bringen, leicht einzuschlafen. Das gibt Ihrem Kind ein Gefühl von Kompetenz. Denn mal ganz ehrlich: Welche höhere Form von Kontrolle gibt es als die Kontrolle über uns selbst? Zu wissen, wir selbst können steuern, ob wir schlafen oder wachliegen, ob wir uns mit Sorgen wälzen oder friedlich schlummern, um am nächsten Morgen ausgeschlafen und energievoll die Probleme zu lösen, die uns belastet haben.

Die Verbindung verschiedener Methoden, die Entspannung und Trance ermöglichen

Gutes Einschlafen kann auf vielfältige Weise gefördert und unterstützt werden. In den kommenden Abschnitten stelle ich kurz die Ansätze vor, von deren Erfahrungen der Einschlafzauber profitiert und aus denen er sich zusammensetzt.

Positiv suggestive Sprache

Während des Einschlafzaubers sprechen wir mit unserem Kind. Wir erklären und begleiten die unterschiedlichen Schritte. Dadurch geben wir ihnen eine konkrete Bedeutung. Wir wissen alle, wie beruhigend die richtigen Worte in schwierigen Situationen wirken können. So ist die Sprache, die den Einschlafzauber begleitet, sorgfältig nach psychologischen Gesichtspunkten ausgewählt, und ich empfehle Ihnen, dass Sie einen meiner Vorschläge fürs Erste so übernehmen, wie ich ihn ausformuliert habe. In den Beispielen finden Sie dazu verschiedene Varianten. Sprechen Sie so, wie es sich für Sie natürlich anfühlt. Gerne dürfen Sie Ihre eigenen Worte und Ihren Dialekt verwenden. Versuchen Sie trotzdem, nah an den empfohlenen Formulierungen zu bleiben. Das erlaubt Ihnen, die größtmögliche Wirksamkeit zu erreichen und ein Ritual zu installieren, das maximal von den suggestiven Möglichkeiten der Sprache profitiert, auf eine einfache und kindgerechte Weise.

Der Anästhesist Ernil Hansen, der sich der Placebo- und Nocebo-Forschung verschrieben hat, weist seit Jahren darauf hin, wie stark und unmittelbar sich Kommunikation, also *was* wir *wie* sagen, auf Empfinden, Verhalten und die Entwicklung von Krankheit oder Gesundheit auswirkt. Das heißt: Es kommt nicht nur darauf an, *worüber* wir sprechen, sondern auch, *wie* wir das tun. Inhalt und Form sind gleichermaßen wichtig. Es lohnt sich, zu lernen, wie manchmal Details über das Gelingen oder Scheitern von Kommunikation entscheiden können und wie wir selbst eine Sprache verwenden können, die Gespräche gelingen lässt, deswegen finden Sie einige Bücher dazu in der Literaturliste. Für das Gelingen des Einschlafzaubers reicht das, was Sie in diesem Buch lernen, aber völlig aus.

Energiearbeit auf Basis der Traditionellen Chinesischen Medizin

Beim Einschlafzauber berühren und streicheln wir die Stirn unseres Kindes sanft. Von der Nasenwurzel an aufwärts bis zum Haaransatz oder noch etwas weiter, je nachdem, was das Kind am liebsten mag. Dann beginnen wir erneut an der

Nasenwurzel, wir streichen also nicht hin und her, sondern immer in die gleiche Richtung.

Der Bereich, den wir streicheln, ist wie die Richtung nicht zufällig gewählt. In der Meridianlehre der Traditionellen Chinesischen Medizin liegt der Bereich, der gestreichelt wird, auf dem Gouverneursgefäß. Es handelt sich dabei um einen sogenannten Verteilermeridian, dem beim Energiefluss im Körper eine zentrale Rolle zukommt.

Nach den Vorstellungen der Traditionellen Chinesischen Medizin hat die Energie in diesem Meridian eine bestimmte Flussrichtung: Vom Steißbein den Rücken hoch über den Kopf und das Gesicht bis zur Oberlippe, von hinten nach vorne, oder, aus der Perspektive der Stirn, von oben nach unten. Sind wir voller Energie, wach und tatkräftig, fließt die Energie schnell, wie ein Bach im Frühjahr. Das Gouverneursgefäß ist hundertprozentig in Aktion. Dann fühlen wir uns wach und möchten am liebsten aus dem Bett springen und etwas tun! Sind wir entspannt, ist der Energiefluss gemächlich, ähnlich wie ein breiter, träger Strom. Dann fühlen wir uns ruhig und schläfrig und gelassen. Der Körper wird ruhiger, spontane Bewegungen und »Gezappel« werden weniger.

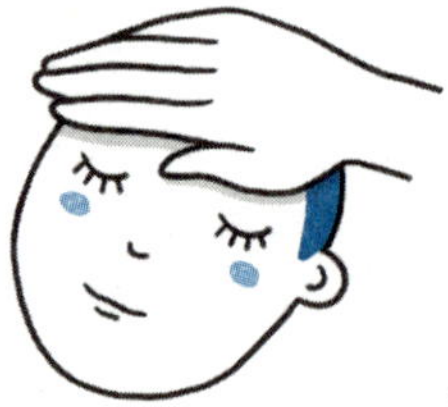

Das Streicheln des Meridians entgegen der Flussrichtung bremst am Abend die noch munter sprudelnde Energie aus. Es beruhigt den Energiefluss und verlangsamt die Bewegungen des Geistes. Manch Erwachsener hat mir schon erzählt, dass er manchmal spontan und automatisch die Stirn nach oben ausstreicht, wenn er sich

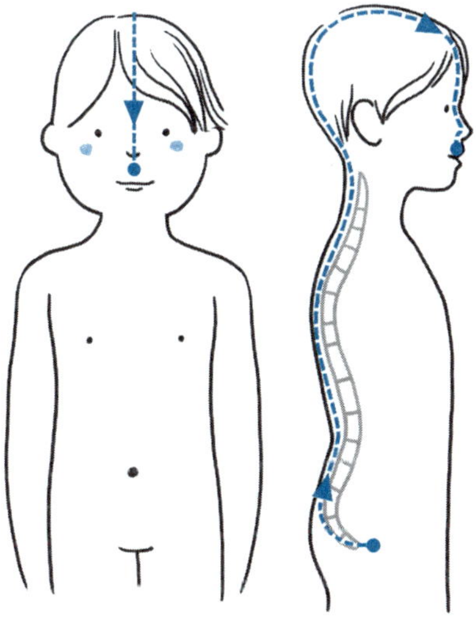

Der Meridian
»Das Gouverneursgefäß «

gestresst oder genervt fühlt, weil er sich so wieder beruhigt – und war überrascht über den Grund dafür.

Das gilt umso mehr für unsere Kinder, die ja aufgrund ihrer Neugier und ihrer permanenten Wissbegierde viele Gründe haben, geistig aktiv zu bleiben, auch am Abend, wenn der Tag schon lang war!

Atemberuhigung

Wenn wir unsere Kinder abends beobachten, erkennen wir das Hinübergleiten in den Schlaf häufig daran, dass sich der Atem verändert: Er wird tiefer und verlangsamt sich. Diese tiefen Atemzüge sind nicht etwa die Folge des Einschlafens, sondern geschehen parallel, sie sind ein Teil jener Entspannung, die in Trance führt. Entspannung bewirkt ruhigen und tiefen Atem. Das Gleiche gilt auch andersherum: Ruhige und tiefe Atemzüge führen zur Entspannung und somit am Abend zu leichterem Einschlafen.

Der Zustand, der durch diese Art der Atmung gekennzeichnet ist, entspricht einem speziellen Funktionszustand des vegetativen Nervensystems. Das Vegetativum setzt sich aus zwei Teilen zusammen, die sich wie zwei Waagschalen zueinander verhalten: Sinkt die eine, steigt die andere. Wird ein Teil gestärkt, wird der andere automatisch gebremst. Durch die Atemberuhigung aktivieren wir das parasympathische System, das für die Aktivität der inneren Organe sorgt, den Stoffwechsel aktiviert und dem Körper Erholung ermöglicht. Gleichzeitig wird der sogenannte Sympathikus ausgebremst, der bei Stress und bewusster Anspannung aktiv ist und der Kinder munter und zappelig macht.

Diese Erkenntnis haben sich zahlreiche Entspannungsmethoden zunutze gemacht. Das Autogene Training beschäftigt sich intensiv mit dem Atem, die Hypnosetherapie leitet häufig über die Konzentration auf die Atmung heilsame Trancezustände ein. In den östlichen Traditionen arbeiten zum Beispiel Yoga und Qi Gong viel mit der Lenkung des Atems. Darüber hinaus gibt es reine Atementspannungsmethoden, die ebenfalls hoch wirksam und sehr beruhigend sind.

Gekoppelt mit kindgerechten Vorstellungen, nutzt auch der Einschlafzauber die besänftigende Macht tiefer Atmung. Das geschieht so spielerisch, dass es den Kindern großen Spaß macht. So wird Entspannung und Schlafbereitschaft durch diese Methode direkt über den Körper verstärkt, ähn-

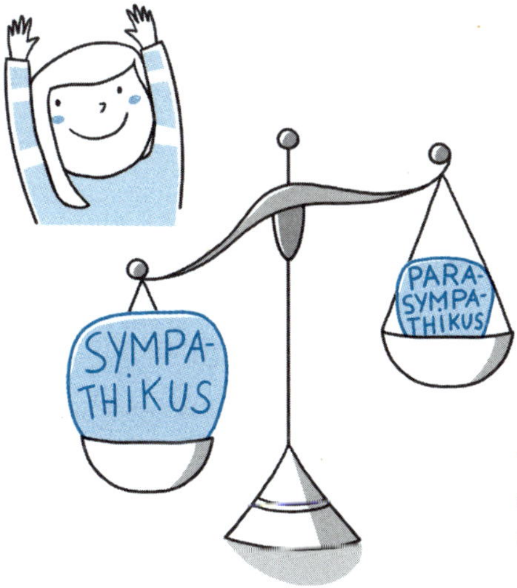

Wenn Kinder abends munter sind, dominiert der Sympathikus.

Wenn Kinder abends ruhig sind, dominiert der Parasympathikus.

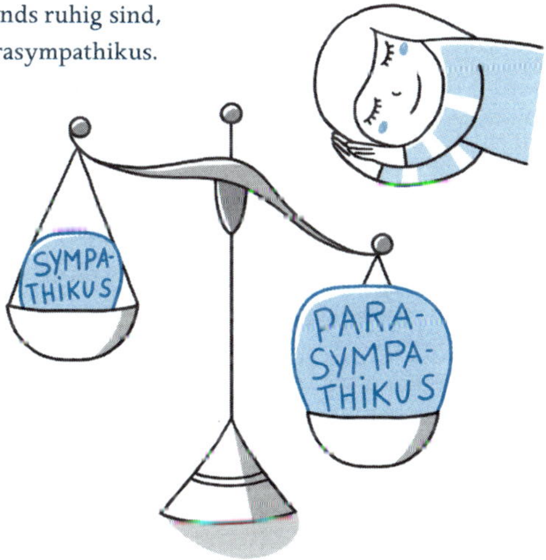

lich wie beim Massieren der Stirn. In der Folge entspannt sich die Muskulatur, die Kinder zappeln weniger, liegen ruhiger, können sich leichter konzentrieren und beginnen, die tiefen Atemzüge zu genießen. Häufig fangen sie auch an zu gähnen. Wie schön!

Imagination – die Kraft innerer Bilder

Kinder verfügen noch stärker als die meisten Erwachsenen über eine sehr lebendige Vorstellungskraft. Sie lieben es, sich Geschichten vorzustellen, fantasievolle Bilder zu entwickeln, und sie werden durch diese Bilder sehr stark beeinflusst. Das merken wir daran, dass Kinder häufig schwer aus Alpträumen herausfinden oder Vorstellung und Realität vermischen. In ihrer Fantasie schlüpfen sie in die Rollen ihrer Lieblingsfiguren aus Filmen und Geschichten. Sie finden in Bildern und Geschichten Trost und Hilfe.

Die tiefgreifenden Wirkungen, die innere Bilder haben können, werden schon seit Jahrtausenden von Menschen genutzt. Die Schamanen unterschiedlichster Kulturen nutzen diese Bilder. In der modernen Hypnosetherapie findet sich diese Tradition wieder und wird für die Therapie psychischer Probleme, wie Ängste und Schlafstörungen, wie auch in der Medizin genutzt, wie zum Beispiel bei der Behandlung von Allergien oder in der Anästhesie und der Schmerzbehandlung. Auch in Deutschland beschäftigen sich inzwischen Forscher wie Ulrike Halsband mit der Frage, wie Trancezustände die Funktion des Gehirns verändern, und haben unter anderem herausgefunden, dass in Trance die visuellen Bereiche, also jene, die für das Sehen zuständig sind, nicht nur besonders aktiv sind, sondern auch mit Regionen im Gehirn verknüpft werden, die Verhalten und Impulse steuern können.

Weil wir unsere inneren Bilder beeinflussen können und diese Bilder wiederum eine Wirkung auf uns haben, nutzt der Einschlafzauber die Kraft der bildhaften Vorstellungen. Gleichzeitig gibt es dabei einen Zusatzeffekt: Weil die Kinder sich aktiv mit diesen Bildern beschäftigen, wird ihre Aufmerksamkeit stark fokussiert, anstatt von einem Thema zum anderen zu sausen. So treten die vielen Bilder, Themen und Fragen des aufregenden Kinderalltags nach und nach in den Hintergrund. Die Gedanken beruhigen sich und die Kinder gleich mit.

Fast alle Kinder mögen Luftballons und können sich mit Leichtigkeit Ballons in ihrer Lieblingsfarbe denken. Daher nutzt der Einschlafzauber dieses Motiv. Kein Kind, das sich nicht vorstellen kann, wie es einen großen Luftballon fliegen lässt, wie er vom Wind emporgetragen und immer kleiner wird. Kein Kind, das nicht spontan sagen konnte, welche Farbe der gerade vorgestellte Luftballon hat, sodass die Vorstellung noch konkreter wird. Das darf sich jeden Abend ändern. So wird es nicht langweilig.

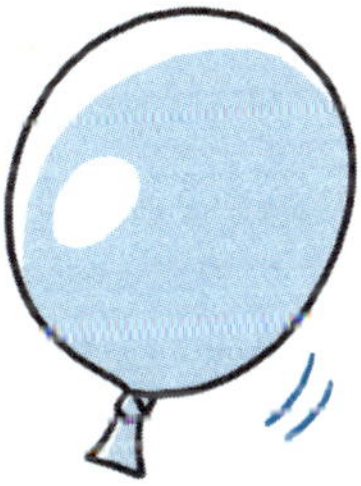

Die Luftballons sind aber noch mehr als einfache schöne Bilder. Sie können den Kindern als Metaphern dienen, also als Sinnbilder, die es ermöglichen, Themen und Probleme, die sie gerade beschäftigen, positiv zu unterstützen. Wir können unseren Kindern dadurch ganz spielerisch entwicklungsfördernde Impulse geben, die ihnen dabei helfen, die Herausforderungen ihres Kinderlebens leichter zu bewältigen.

Dazu gibt es im dritten Kapitel verschiedene Beispiele. Ich beschreibe Themen, die Kinder häufig beschäftigen, und wie der Einschlafzauber bei der Bewältigung helfen kann. Diese Möglichkeiten nutzen wir auch in der Hypnotherapie mit Kindern. Sie können auch Ihnen als Eltern dabei helfen, Ihren Kindern wichtige Lernschritte zu erleichtern – auf einer anderen Ebene als der des Verstandes.

Am Ende des Einschlafzaubers schlagen wir eine Brücke zu den nächtlichen Träumen: Weil die Luftballons ja auch ins Traumland fliegen, können sie von dort aus schöne Träume schicken. Erstaunlich, wie viele Kinder – wenn sie sich an ihre Träume erinnern – nach einigen Nächten von spannenden oder schönen nächtlichen Erlebnissen berichten!

Ein Moment besonders inniger Zuwendung und Gemeinsamkeit

Die meisten Eltern wissen, wie intensiv die abendlichen Momente mit ihren Kindern sein können, wenn sie zur Ruhe kommen. Ein Märchen vorlesen, eine Geschichte erzählen, zusammen noch einmal über den Tag sprechen oder sich auf den nächsten freuen: das verbindet. Deshalb genießen nicht nur Kinder, sondern oft auch ihre Eltern diese Momente ganz besonders.

Neben dem Wohlgefühl, das in diesen Zeiten zwischen Eltern und ihren Kindern entsteht, passiert aber noch mehr: Der Neurobiologe Gerald Hüther zum Beispiel weist immer wieder darauf hin, dass innerhalb einer guten Beziehung, in der sich die Kinder sicher fühlen, Lernen besonders leicht gelingt.

Wenn Eltern mit ihren Kindern den abendlichen Einschlafzauber durchführen, ist dieser Moment der Gemeinsamkeit besonders innig. Die Geschichte, die beide miteinander teilen, ist ja keine »fremde«, wie das bei einem Märchen oder Vorlesebuch der Fall wäre. Die Geschichte wird gemeinsam erfunden, quasi zusammen »gesponnen«, und sie verbindet Elemente der Fantasie mit sehr realen Themen, die die Kinder beschäftigen. Die Kinder gewähren ihren Eltern hier einen tiefen Einblick in ihre Seele. Eltern, die respektvoll damit umgehen, die Dinge so stehen lassen, wie die Kinder sie sagen, und neugierig und liebevoll dabei sind, ohne Kommentare zu geben oder bestimmte Themen zu bevorzugen, erfahren in kürzester Zeit ganz viel über das Innenleben ihrer Liebsten. Kinder finden einen Rahmen, in dem sie auch schwierige Themen ansprechen können, für die es sonst vielleicht gar keine Zeit oder keinen Raum gibt.

Dadurch entsteht im Ritual des Einschlafzaubers ein besonders kostbarer Zeitrahmen, in dem wichtige Themen geteilt werden können, ohne kaputtdiskutiert zu werden. Die Themen werden fantasievoll eingebettet und so geschützt.

Eine besondere Verbindung ist spürbar, wenn der Einschlafzauber stattfindet. Ja, oft fühlen sich auch die Eltern ein bisschen verzaubert. Wenn man einen gemeinsamen Zauber teilt, schafft das eine besonders tiefe Gemeinsamkeit. Im Fachjargon sprechen wir davon, dass die Bindung zwischen Eltern und Kindern gestärkt wird. Kinder erfahren in diesen Momenten ein tiefes Vertrauen, das ihnen Kraft und Geborgenheit gibt.

2

EINSCHLAF-ZAUBER – DER LEITFADEN

Als Erstes möchte ich Ihnen in diesem Kapitel die Grundlage dafür geben, wie der Einschlafzauber aufgebaut ist. Danach folgen die konkreten Beispiele aus meiner Praxis. Beide enthalten Anregungen für die Ausgestaltung Ihres persönlichen Rituals mit Ihrem Kind.

1. Vorbereitung

Eigentlich ist es selbstverständlich: Bevor Ihr Kind ins Bett geht, haben Sie dafür gesorgt, dass alles Wichtige getan ist: Die Zähne sind geputzt, Ihr Kind hat vielleicht noch einen Schluck getrunken, wenn es sonst die Gewohnheit hatte, dafür noch einmal aufzustehen. Das Kind war auf der Toilette, das Zimmer ist gelüftet, das Bett vorbereitet. Das Licht sollte den Lichtverhältnissen angepasst sein, bei denen das Kind üblicherweise schläft. Also in der Regel bereits gedämpft. Vielleicht ist noch eine kleine Lampe an, die man später ausmacht. Erst dann erlauben Sie Ihrem Kind, sich für den Einschlafzauber hinzulegen.

2. Gemütlich hinlegen und die Zauberlinie finden

Die Rückenlage eignet sich für den Einschlafzauber am besten. Warum das so ist, brauchen Sie Ihrem Kind nicht ausführlich zu erklären. Es reicht meist, zu sagen: »Damit der Einschlafzauber am besten funktioniert, leg dich mal auf den Rücken, sodass dein Bauch nach oben schaut und auch die Nase. Genau, so machst du das prima. So geht das nämlich auch mit den Luftballons am einfachsten, dass die dann wegfliegen können.«

Das gehört zum Einschlafzauber dazu und wird von den meisten Kindern ohne Nachfrage akzeptiert. Dabei ist nicht wichtig, dass Ihr Kind schon weiß, was es mit den Luftballons auf sich hat. Wenn es danach fragt, können Sie sagen: »Das ist ein Geheimnis! Warte mal ab, gleich verrate ich es dir!« Kinder lieben Geheimnisse und wissen, dass man sie nicht zu früh ausplaudern darf. Außerdem werden sie neugierig und somit offen für das Kommende. Ihre Aufmerksamkeit ist gefesselt.

Jetzt suchen Sie die Zauberlinie auf der Stirn. »Pass mal auf, jetzt probieren wir mal, wo bei dir die Zauberlinie ist. Die macht nämlich ganz ruhig und müde, und die ist in der Mitte der Stirn. Die kann man streicheln, damit es besser klappt. Pass mal ganz gut auf und sag mir, wie die bei dir funktioniert. Bei manchen Kindern muss man die nämlich ganz langsam streicheln.« Das tun Sie jetzt auch und streicheln eine Weile von unten nach oben, während Sie nichts sagen. »Bei anderen Kindern ein bisschen schneller.« Auch das tun Sie jetzt. »Wie ist es bei dir am besten?« Bestimmt kann Ihnen Ihr Kind genau sagen, was es am liebsten mag!

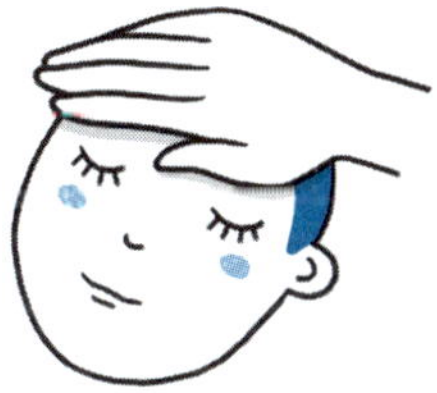

Als Nächstes finden Sie heraus, ob Sie fester oder sanfter streicheln sollen. »So, und jetzt streichle ich die Zauberlinie mal ganz sanft. Bei manchen Kindern ist das nämlich am besten. (Pause) Andere Kinder mögen es ein bisschen fester. (Pause) Und du?«

Das war doch ganz leicht! Jetzt wissen Sie schon, wie Ihr Kind das Zaubern am liebsten mag. Streicheln Sie weiter, ganz selbstverständlich, während Sie Ihrem Kind nun dabei helfen, seine Atmung so ruhig einzustellen, dass es sich dabei entspannen kann. Dabei helfen die Luftballons!

3. Tief atmen und die Luftballons aufpusten

»Jetzt verrate ich dir, was es mit den Luftballons auf sich hat. Du darfst nämlich jetzt einen Luftballon aufpusten, und zwar mit deinem Bauch! Am besten machst du die Augen dabei zu (falls das Kind das nicht sowieso schon gemacht hat), dann kannst du dir den Luftballon noch viel besser vorstellen. Wenn du jetzt beim Einatmen deinen Bauch mit der vielen Luft ganz dick werden lässt, kannst du damit einen Luftballon aufpusten. Gut machst du das!«

Achten Sie darauf, dass Ihr Kind den Bauch beim *Einatmen* dick werden lässt. Das ist das Aufpusten. Manche Kinder versuchen, den Luftballon aufzupusten, indem sie beim Ausatmen kräftig pusten. Hier müssen Sie umdenken. Damit sich Ihr Kind mithilfe des Atems entspannt, ist das Einatmen in den Bauch wichtig. Das Ausatmen geschieht dann von alleine immer tiefer.

Die Bauchatmung

Bauchatmung ist sehr wichtig. Vorwiegend wird sie vom Zwerchfell ausgeführt. Durch die flache Muskelplatte des Zwerchfells wird der Brustraum vom Bauchraum getrennt. Beim Einatmen bewegt sich bei der Bauchatmung das Zwerchfell nach unten, während sich gleichzeitig die Lungenflügel nach unten entfalten, etwa wie bei einem Blasebalg. Die unterhalb des Zwerchfells gelegenen Organe, nämlich die Leber, die Milz sowie der gesamte Darm und wichtige Nervenzentren werden stimuliert und in ihrer Funktion angeregt. Die Bauchatmung spielt deshalb für die Tätigkeit dieser Organe eine entscheidende Rolle. Im Stress verringert sich die Bauchatmung. Bei chronischem Stress kann es passieren, dass sie regelrecht »verlernt« wird. Statt in den Bauch atmen wir dann häufig in den Brustkorb, flacher und schneller. Diese Atmung kann Stress wiederum verstärken und im Extremfall sogar zu Beklemmungsgefühlen führen. Regelmäßig bewusst ausgeführte Bauchatmung wiederum verringert Stress und Anspannung.

Loben Sie Ihr Kind nach Kräften, sobald es das Einatmen richtig macht, damit es bestärkt wird: »Prima machst du das! Leg ruhig mal deine Hand auf den Bauch und spür, wie der beim Einatmen wunderschön dick wird, dick wie ein Luftballon. Jedes Mal, wenn du den Bauch dick machst, wird der Luftballon ein bisschen mehr aufgepustet. Der wird jedes Mal ein bisschen größer. Und wenn du dir den Luftballon, den du gerade aufpustest, mal vorstellst, welche Farbe hat der denn?«

Jetzt warten Sie, was Ihr Kind sagt. Geben Sie ihm ruhig etwas Zeit, wiederholen Sie eventuell die Frage: »Na, siehst du schon, welche Farbe der Luftballon hat?«

4. Das Kind einladen in die Welt der Fantasie

Wenn der erste Luftballon seine Farbe hat, haben Sie zusammen schon einen wichtigen Schritt getan. Bestärken Sie Ihr Kind!

»Super! Gleich ist er schon genug aufgepustet, damit er losfliegen kann. Er fliegt einfach los in den Himmel, höher und höher.«

Sicher hat Ihr Kind schon einmal gesehen, wie ein Luftballon in den Himmel fliegt. Erinnern Sie es ruhig daran, indem

Sie kurz über die Situation sprechen, zum Beispiel so: »Genauso wie damals, als wir im Kinderland einkaufen waren und du hast den blauen Luftballon fliegen lassen. Erinnerst du dich noch, wie der immer höher und höher geflogen ist? Und irgendwann hat man ihn fast nicht mehr gesehen, da war er winzig wie ein Punkt, so weit weg war er.«

Dann geht es weiter mit dem Einschlafzauber: »Und genauso fliegt dein Luftballon jetzt hoch in den Himmel. Und ich weiß nicht, ob es ein bisschen windig ist, sodass der Luftballon mehr auf die eine Seite fliegt, mit dem Wind. Auf welche Seite fliegt er denn?«

Jetzt kann es sein, dass das Kind die Richtung mit dem Kopf anzeigt oder aber mit einer Hand. Ältere Kinder sagen auch manchmal »links« oder »rechts«.

Was Ihr Kind sagt oder zeigt, wiederholen Sie noch einmal: »Ah, er fliegt also nach rechts. Das ist fein. Und siehst du, wie er immer kleiner wird?«

Als Nächstes helfen Sie Ihrem Kind dabei, sich den Himmel vorzustellen, in den der Luftballon hineinfliegt: »Vielleicht sind da kleine Wölkchen am Himmel, vielleicht ist der Himmel aber auch ganz blau. Wie ist es denn, sind da Wolken?«

Und Sie warten ab, bis Ihr Kind antwortet oder nickt oder den Kopf schüttelt. Achten Sie auf die Reaktionen Ihres Kindes. Das hilft Ihnen, richtig darauf einzugehen und dem Kind zu zeigen, dass Sie bei ihm sind und diese Erfahrung mit ihm teilen.

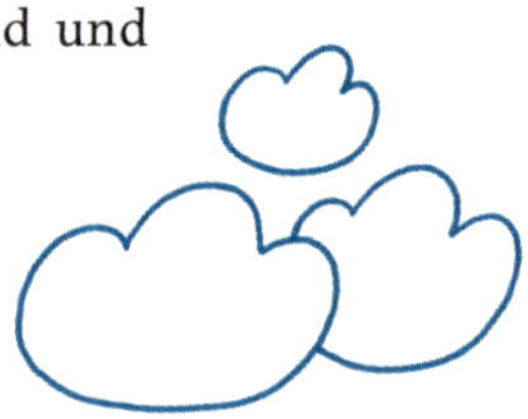

Je vielfältiger die Vorstellungen sind, die ein Kind in dieser Phase der Übung entwickeln kann, umso mehr wird es gefangen von seiner inneren Bilderwelt. Das bewirkt, dass mögliche Ablenkungen an Einfluss verlieren. Ihr Kind wird von seinen Vorstellungen fasziniert und will wissen, wie es weitergeht. Es liegt an Ihnen, den Faden aufzunehmen und die Fantasie weiterzuspinnen.

»Vor den weißen Wolken siehst du deinen Luftballon jetzt kleiner und kleiner werden. Kleiner und kleiner, bis er nur noch ein winziger Punkt ist. Und dann ist er weg, aber eigentlich ist er nicht weg, du kannst ihn nur nicht mehr sehen. Du weißt genau, dass er noch da ist, weit oben im Himmel (oder über den Wolken). Und sag mir mal, wer diesen Luftballon von dir geschenkt bekommt?«

Seien Sie neugierig und offen. Vielleicht wundern Sie sich, wer der Empfänger des ersten Luftballons ist. Egal, wen das Kind sich aussucht, akzeptieren Sie seine Wahl. Die kann auf ein Familienmitglied fallen – auch auf jemanden, der gestorben ist –, aber auch auf einen Freund oder ein Haustier oder auf den lieben Gott. Bestärken Sie Ihr Kind. Seine Wahl ist richtig und wichtig, ganz egal, ob Sie sie nachvollziehen können oder nicht. Sie können das auch mit Worten ausdrücken. »Schön, da wird sich der Opa aber freuen, wenn er so einen schönen Luftballon von dir kriegt. Und während der Luftballon noch weiter fliegt, hat dein Bauch schon angefangen, den nächsten aufzupusten. Für wen der wohl ist? Und welche Farbe der wohl hat?«

Auch dieser Luftballon fliegt gleich weg, und Sie erzählen Ihrem Kind, wie er kleiner wird und so weiter. Wiederholen Sie das einige Male, bis das Kind sichtbar müder wird. Während Sie das tun, so etwa ab dem zweiten Luftballon, helfen Sie Ihrem Kind, auch wirklich ganz entspannt und müde zu werden, indem Sie verschiedene Körperbereiche ansprechen und ihnen erlauben (!), endlich ganz müde zu werden und einzuschlafen.

5. Der Körper darf endlich einschlafen

Meistens ist es so: Ein Kind macht die Erfahrung, dass es einschlafen soll, und es will nicht oder kann nicht. Nun drehen Sie den Spieß um: Ihr Kind darf endlich einschlafen, als hätte es sich das schon lange gewünscht. Interessanterweise wirkt diese Sicht der Dinge häufig ansteckend, auch wenn alle wissen, dass es bisher gerade umgekehrt war. Weil Ihr Kind sowieso müde ist und durch die tiefe Atmung entspannt, wird es sich dem Wunsch, einschlafen zu dürfen, erstaunlich leicht anschließen können.

Doch Sie gehen sogar noch weiter. Mit dem Einschlafen machen Sie es ihm nämlich nicht zu einfach: Ihr Kind darf nicht gleich ganz einschlafen, sondern tut das Stück für Stück: ein Teil des Körpers nach dem anderen. Was uns Erwachsenen häufig absurd vorkommt, klingt für Kinder interessant und ist im fantasievoll entspannten Zustand, in dem Ihr Kind sich gerade befindet, sehr einleuchtend: Klar muss der Bauch noch wach bleiben, um weiterhin Luftballons aufzublasen. Aber die Füße und die Beine, die braucht es dazu nicht. Die dürfen schon schlafen.

Leiten Sie so zum häppchenweisen Einschlafen über: »So, und während der zweite Luftballon immer dicker wird, schon fast ganz aufgepustet, sodass der schon ganz bald wegfliegen will, dürfen jetzt endlich die Füße und die Beine einschlafen. Die sind ja den ganzen Tag über so viel gelaufen und gehüpft und gesprungen, den ganzen Tag waren die so fleißig! Da ist es ganz normal, dass sie jetzt müde sind! Endlich dürfen sie schlafen und werden so richtig müde. Vielleicht kribbelt das ein bisschen, ganz angenehm, ganz bequem und müde, ganz warm und bequem. Ja, die Füße und die Beine machen es sich jetzt ganz bequem, und ohne dass du es richtig merkst, schlafen die ein, einfach so, ganz angenehm und bequem und müde. Die haben das ja auch wirklich verdient, so viel, wie sie heute gelaufen sind. Und der zweite Luftballon fliegt jetzt los, mit dem Wind immer höher und höher in den Himmel, und wird immer kleiner und kleiner. Siehst du, wie er immer höher fliegt?«

Kein Kind, das jetzt nicht nickt oder ja sagt. Schön, es ist weiter voll dabei! Jetzt kann das Einschlafen weitergehen.

»Der Bauch hat schon damit angefangen, den dritten Luftballon aufzupusten. Weißt du schon, welche Farbe der hat? Und für wen er ist? Während du mal darauf achtest, dass beim Atmen dein Bauch weiterhin so wunderschön dick wird – das machst du ganz prima! –, darf jetzt der Po einschlafen, ganz bequem und gemütlich und müde werden, weil er ja wirklich müde ist, nach diesem langen Tag. Aber pass gut auf, dass der Bauch nicht mit einschläft, der muss ja noch die Luftballons aufpusten! Der Mund, der darf auch noch nicht einschlafen, der muss noch reden. Die Hände, naja, wenn die Hände schon schlafen wollen, dann dürfen die das, zusammen mit dem Po ganz warm und behaglich und müde sein und bequem einschlafen, einfach so, aber du achtest darauf, dass der Luftballon schön dick aufgepustet wird, damit der gleich losfliegen kann. Schon bereit?«

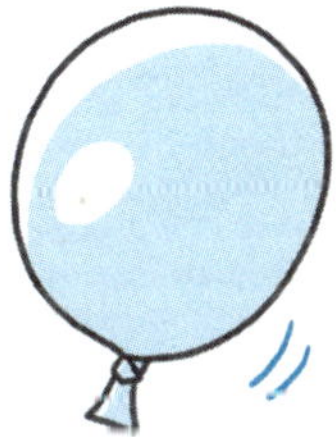

Wenn ja, sagen Sie Ihrem Kind, dass der Ballon jetzt losfliegt. Wenn nein, erzählen Sie dem Kind weiterhin vom Aufpusten des Luftballons und davon, wie sich die Beine und der Po und die Hände und die Arme freuen, dass sie schon schlafen dürfen, während Bauch und Mund noch arbeiten müssen! Irgendwann ist dann auch der dritte Luftballon losgeflogen, und Sie beschreiben, wie er kleiner und kleiner wird und zu der Person fliegt, die das Kind ausgesucht hat. Jetzt ist das meiste schon geschafft!

Wenn dann der vierte Luftballon aufgepustet wird, wissen Sie jetzt schon, was Sie dabei sagen und erzählen können. Dreimal haben Sie das schon mit Ihrem Kind gemacht, und Sie haben Erfahrungen gesammelt. Vielleicht hat Ihr Kind auf eine bestimmte Formulierung ganz besonders gut reagiert? Dann nutzen Sie genau diese Formulierung wieder. Und das Einschlafen geht mit den Augen weiter:

»Jetzt dürfen endlich auch die Augen einschlafen. Die haben den ganzen Tag über so viel geguckt! Sie waren hellwach und fleißig. Sie haben so viel gesehen, dass sie es wirklich verdient haben, sich jetzt auszuruhen, und sie können einfach zugehen oder zubleiben und tiefer und tiefer schlafen. Aber der Bauch und der Mund, die bleiben noch ein bisschen wach. Die müssen nicht mehr lange durchhalten, bald dürfen sie auch schlafen. Aber noch eine kleine Weile, bis der vierte Luftballon ganz aufgeblasen ist und losfliegen darf, ganz hoch in den Himmel.«

Bestimmt können Sie nun beobachten, wie Ihr Kind schon ruhiger geworden ist. Vielleicht fließt der Atem noch tiefer oder langsamer, oder Sie merken, wie sich der Körper entspannt hat. Manchmal machen die Kinder zwischendrin auch mal einen tiefen Seufzer oder gähnen. Das kommt häufiger vor, besonders, wenn die Kinder schon ein bisschen Erfahrung mit dem Einschlafzauber haben. Profis gähnen oft schon, sobald wir ihnen sagen, dass wir gleich den Einschlafzauber machen!

Also, Endspurt! Sie streicheln immer noch die Stirn, genauso, wie es Ihr Kind am liebsten mag. Das tun Sie über die ganze Zeit, während Ihr Kind nun den fünften und letzten Luftballon aufpustet. Nur falls Ihr Kind immer noch unruhig ist, soll es noch einen sechsten Luftballon aufpusten und wegfliegen lassen. Die meisten Kinder sind an diesem Punkt froh, dass sie einschlafen dürfen, weil es in diesem entspannten Zustand gar nicht einfach ist, sich wachzuhalten.

Sie sagen Ihrem Kind: »Jetzt kommt der letzte Luftballon. Nur einen einzigen muss der Bauch noch aufpusten, ein letztes Mal tief Luft holen, dann darf sich der Bauch auch endlich ausruhen und einschlafen, aber erst einmal pustet er den letzten Luftballon auf. Wer den jetzt bekommt? Und welche Farbe der hat? Während der Bauch den Luftballon ganz kräftig und dick aufpustet, darf endlich auch der Mund einschlafen, der den ganzen Tag über so viel geredet hat, so viel gesungen, so viel Quatsch gemacht. Der war so fleißig den ganzen Tag über, dass er sich jetzt ausruhen darf, es sich ganz bequem und behaglich machen darf und ganz müde werden. Und der Mund schläft ganz von alleine ein, während der Bauch noch ein kleines bisschen warten muss, nur noch den Luftballon aufpusten und fliegen lassen, und dann darf er auch einschlafen … Wenn der Luftballon losfliegt, dann nickst du einfach ein bisschen, damit ich Bescheid weiß, weil der Mund, der schläft ja jetzt schon und braucht nicht mehr zu reden. Der ganze Kopf, die Gedanken, die legen sich hin und werden ganz ruhig und verwandeln sich in Träume. Fliegt der Ballon schon?«

Das Kind nickt?

Wunderbar!

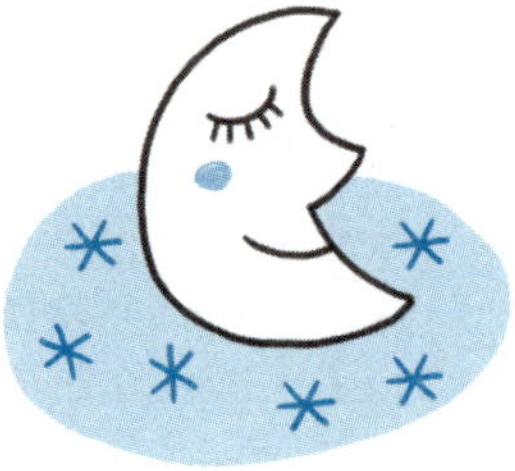

6. Schöne Träume finden

Nun ist die Arbeit gemacht, Ihr Kind döst wahrscheinlich. Vielleicht ist es auch schon so gut wie eingeschlafen. Bestimmt ist aber noch genug Aufmerksamkeit übrig, um die letzten Sätze zu hören, die Sie ihm mitgeben in die Nacht. Denn wer wünscht sich nicht, dass die Nacht voller schöner Träume sei?

»Die Luftballons hoch oben am Himmel, die fliegen auch durchs Traumland, und da finden sie schöne Träume, und die schicken sie dir für die Nacht. Ganz schöne angenehme Träume …«

Vielleicht hat Ihr Kind ein liebstes Hobby? Dann gehen Sie darauf ein und machen Sie Vorschläge für richtig schöne Träume!

»… wie du reitest auf dem Rücken von … durch die Wiesen und Felder, ganz schnell und leicht reitest du, im Schritt, und im Trab, und auch im Galopp, und das geht ganz einfach und leicht, wie von selbst.«

»… wie du mit der Achterbahn durch die Kurven saust und deine Haare im Wind fliegen, und du lachst und jauchzt und fühlst dich ganz sicher und frei und stark.«

»… wie du mit deinen Freunden im Geheimversteck spielst, und da erfindet ihr ein neues Spiel, das ganz spannend ist, und an diesem schönen Tag, an dem die Sonne scheint, sodass ihr nur die kurzen Hosen und die T-Shirts und die Sandalen anhabt, und da erlebt ihr tolle und spannende Abenteuer.«

»... wie du mit deiner Mannschaft Fußball spielst, und es ist ein besonderer Tag, denn plötzlich, während ihr spielt, kommt Lionel Messi aufs Feld, und der trägt euer Trikot und spielt bei euch mit, und dribbelt, und gibt den Ball an dich ab, und du spielst zurück, und da zwinkert er dir zu. Ihr spielt hin und her, und er legt vor für dich und du schießt aufs Tor! Der Torwart versucht noch, den Ball zu kriegen, er hechtet quer hinüber, aber da ist der Ball schon drin, und ihr jubelt. Und das Spiel geht weiter.«

Das können Sie frei auf alle Bereiche ausweiten, für die Ihr Kind eine Leidenschaft hat. Sie kennen es gut, Sie wissen, was ihm am meisten Spaß macht, wovon es träumt oder was es sich wünscht.

Als Kapitän mit einem großen Dampfer über den Ozean reisen?

Mit Delfinen schwimmen?

Auf einen Berg klettern, bis zum Gipfelkreuz?

Mit Wasserfarben ein riesiges Bild malen, über die ganze Wand?

Mit dem Hund spielen und mit ihm über die Felder rennen?

Eine Prinzessin sein in einem echten Schloss?

Als Detektiv im Spielzeugladen einen Dieb stellen und der Polizei übergeben und eine Belohnung bekommen?

Lassen Sie Ihre Fantasie spielen! Falls Ihnen mal nichts einfallt und Ihr Kind schon ein bisschen Erfahrung mit dem Einschlafzauber hat, fragen Sie es ruhig vorher, wovon es gerne träumen würde. Die meisten Kinder können das sehr gut beschreiben. Übernehmen Sie einfach die Vorschläge und Formulierungen Ihres Kindes. Damit wird es etwas anfangen können.

Der Leitfaden auf einen Blick

- Das Kind macht es sich in seinem Bett auf dem Rücken gemütlich.
- Sie finden die Zauberlinie und streicheln sie im richtigen Tempo und mit der richtigen Intensität.
- Tief atmen und den ersten Luftballon aufpusten – beim Einatmen mit dem Bauch!
- Dem Ballon eine Farbe geben.
- Entscheiden, wer den Ballon bekommen soll.
- Den Ballon fliegen lassen.
- Den zweiten Ballon aufblasen etc.
- Füße und Beine einschlafen lassen.
- Den dritten Ballon aufblasen etc.
- Po und Hände einschlafen lassen.
- Den vierten Ballon aufblasen.
- Augen einschlafen lassen.
- Den fünften Ballon aufblasen.
- Den Mund einschlafen lassen, später den Bauch, sobald der Ballon weggeflogen ist.
- Anregungen für schöne Träume geben.

Wenn Sie den Einschlafzauber schon eine ganze Weile ausgeführt haben und gerne eine Pause hätten, können Sie das Kind fragen, ob es den Zauber ab jetzt alleine ausführen möchte. Oft klappt das. Wenn Ihr Kind das Ritual mit Ihnen weiterführen möchte, ist das ein Zeichen dafür, dass es Sie noch braucht. Vielleicht machen Sie in reduzierter Form noch eine Weile weiter, bis das Kind etwas größer geworden ist. Größere Kinder sagen es durchaus auch selbst, wenn sie einmal eine Pause machen möchten. Wenn sie trotzdem gut einschlafen, ist das wunderbar.

Vier Kinder, vier Beispiele

Jedes Kind ist anders. Jedes nutzt die Angebote, die wir ihm machen, auf seine Weise. Es macht einen Unterschied, ob ihm ein Angebot schon vertraut ist oder noch ganz neu. Deshalb beschreibe ich die verschiedenen Möglichkeiten, den Einschlafzauber zu variieren, anhand von Beispielen mit Kindern aus meiner Praxis.

Nachdem ich ein paar Zeilen zu dem jeweiligen Kind geschrieben habe, beschreibe ich auch, wie es den Einschlafzauber kennengelernt hat, seit wann es ihn abends nutzt und wie sich das Einschlafen seitdem entwickelt hat. Wenn sich das neue Ritual langsam einschleift, verändert es sich auch, wird kürzer und in seiner Eigenart intensiver. Das sehen Sie an den Unterschieden in den Beispielen. Einige Kinder üben schon länger damit, andere kürzer.

Schließlich folgt bei jedem Kind der Mitschnitt dessen, was wir exemplarisch an einem Abend gesprochen haben. Ich habe den Ablauf genauso wiedergegeben, wie er an jenem Abend stattgefunden hat. Der Text folgt deshalb nicht immer den Regeln der geschriebenen Sprache.

Sie werden darin Formulierungen und Variationen entdecken, zwischen denen Sie sich entscheiden können. Manche unterscheiden sich von denen im Leitfaden und können alternativ verwendet werden. Denn der Einschlafzauber soll kein Korsett sein, eher ein roter Faden, an dem Sie sich entlangbewegen und der Ihnen Orientierung gibt. Rundherum darf Ihr eigenes festes Ritual entstehen, das Sie und Ihr Kind in den nächsten Monaten begleiten wird.

Paul

Mit Paul zusammen habe ich den Einschlafzauber ursprünglich entwickelt. Er hatte richtig blöde Abende: um halb neun ins Bett müssen, obwohl man erst zwischen zehn und elf einschlafen kann, und manchmal sogar später – wer fände das nicht doof?

Paul ist fünf Jahre alt, ein quirliger Junge mit umwerfendem Charme. Er ist freundlich und süß, und es kostet wirklich Überwindung, ihm etwas abzuschlagen. Tut man das mal, nimmt er es in der Regel nach kurzem Widerstand sehr sportlich. Er ist ein wirklich umgängliches Kind, auch wenn es abends lange dauert, bis er seinen Eltern erlaubt abzuschalten. Paul ist abends noch nie wirklich gerne eingeschlafen. Für einen Jungen seines Alters braucht er nicht besonders viel Schlaf. Als ich ihn kennenlerne, genießt Paul seine Gutenachtgeschichte im Bett in der Regel kurz nach acht. Dann sagt er gute Nacht. Nun soll er einschlafen. Aber das gelingt ihm nicht. Wenn es im Zimmer dunkel ist, wird er unruhig und steht auf, um seine Eltern zu finden. Also haben sie ihm erlaubt, das kleine Licht am Bett anzulassen. Da liegt er dann und langweilt sich. Zwei bis drei Stunden warten, bis man einschläft, das ist ja auch ganz schön lang! Also hat er es sich angewöhnt, im Bett seine Donald-Hefte anzuschauen. Das tut er dann in der Regel auch ganz brav und leise. Aber natürlich muss er hin und wieder dann doch mal aufstehen. Denn über die lange Zeit kriegt man Durst oder man muss auf die Toilette. Hin und wieder will Paul auch einfach mal nach dem Rechten sehen: Was die Erwachsenen wohl gerade machen? Dann wird er zurück ins Bett gebracht oder geschickt, nimmt sich seinen Comic und liest weiter, bis ihm irgendwann zu später Stunde die Augen zufallen. Dann machen seine Eltern das Licht aus. Nun schläft er friedlich und tief.

Aber am nächsten Morgen muss er früh aufstehen. Die Eltern müssen zur Arbeit, es geht in den Kindergarten. Jetzt muss sich Paul aus dem Bett quälen, er ist ja noch ganz müde und kriegt die Augen kaum auf! Das ist schon eine arge Mühe. Und das ein paar Mal jede Woche! Echt blöd!

Als ich bei Paul zu Besuch bin, weiß ich noch nichts von seiner abendlichen Unruhe. Als er zum wiederholten Mal die Nase zu den Erwachsenen hineinsteckt, schlage ich spontan vor: »Sag mal Paul, ich kenn da einen Zaubertrick, der einem beim Einschlafen hilft. Magst du den mal ausprobieren?« Er nickt ein bisschen überrascht, aber nicht abgeneigt. Also gehen wir zusammen ins Kinderzimmer. Ich bin ja Hypnosetherapeutin und kenne mich mit Entspannung und Einschlafen gut aus. »Das kriegen wir schon hin«, denke ich mir.

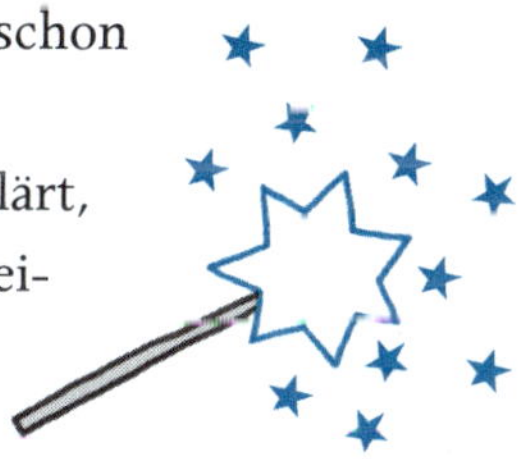

Wir lassen das Licht an, weil Paul mir erklärt, dass er ohne nicht schlafen kann. Es macht keinen Sinn, ihn jetzt schon vom Gegenteil überzeugen zu wollen. Stattdessen bestärke ich ihn darin: Der Einschlafzauber funktioniert sicher besser, wenn das Licht noch an ist.

Weil ich ja die Erfahrung gemacht habe, dass das Streicheln der Stirn auf die meisten Kinder beruhigend wirkt, fange ich damit an. Paul hat sich auf meine Bitte hin dazu auf den Rücken gelegt und hält den Kopf ganz still, damit ich ihn streicheln kann. Ich frage immer wieder: »Ist das langsam genug? Zu fest? Genau richtig? Weißt du, bei jedem Kind ist der Einschlafzauber ein bisschen anders, wir müssen rausfinden, wie er bei dir am besten funktioniert.« Schwups, ist Paul schon zu meinem Assistenten geworden und erfüllt seine Aufgabe mit erstaunlich großem Ernst und gibt mir die richtigen Hinweise. Ganz schnell haben wir unseren Rhythmus gefunden, ohne dass ich ihm erklärt habe, wozu das gut ist. Dass das der Einschlafzauber ist, hat ihm schon gereicht. Erklärungen hätten ihn wahrscheinlich eher wieder munter gemacht. Und das wollen wir ja nicht.

Mir fällt auf, dass Paul ganz schnell und flach atmet. Der Atem kommt gar nicht im Bauch an! Dabei ist das so wichtig, damit man zur Ruhe kommen kann. Und viele Kinder, die nicht zur Ruhe kommen, atmen flach und schnell in den Brustkorb. Deshalb konzentrieren wir uns als Nächstes auf die Atmung. Jetzt kommen die Luftballons ins Spiel: »Stell dir mal vor, du würdest einen Luftballon aufpusten mit deinem Bauch. Einen Luftballon in deiner Lieblingsfarbe. Welche Farbe ist das denn?« »Blau«, sagt Paul nach kurzem Nachdenken, und ich fahre fort: »Wenn du einatmest, jetzt, machst du den Bauch ganz dick mit der vielen Luft, die du atmest. Ja, genauso, prima machst du das! Und jetzt hast du den Luftballon schon ein Stückchen aufgepustet. Jetzt atme mal wieder aus, und beim nächsten Atmen pustest du ihn das nächste Stück auf. Ja, so, richtig! Schau mal, wie schön dick dein Bauch wird!« Paul versteht das schnell mit dem Aufpusten. Während ich seine Stirn weiter streichle, achten wir zusammen darauf, dass bei jedem Einatmen der Bauch schön dick wird. Er macht das wirklich super! Und natürlich ist der Luftballon nach einer Weile fertig aufgepustet, dann muss man ihn fliegen lassen. Das weiß jedes Kind.

Damit es Paul jetzt nicht langweilig wird und er sich wieder ablenken will, erzähle ich ein bisschen, wie das aussieht, wenn der Luftballon davonschwebt. »In welche Richtung fliegt dein Luftballon denn?«, will ich wissen. »Die da!«, zeigt Paul mit den Augen. Das geht ganz einfach für ihn, das hat er gleich gewusst, er hat wirklich Talent! »Die Augen dürfen jetzt zugehen«, schlage ich ihm vor, »die werden ja langsam ein bisschen müde. Und du kannst das prima sehen mit geschlossenen Augen, wie der Luftballon immer höher und höher in den Himmel fliegt, manchmal kann man das sogar viel besser sehen, wenn man die Augen zu hat und das Licht einen nicht mehr blendet. Vielleicht gibt es da ein paar Wolken, wo der Luftballon hinfliegt? Sind da Wolken?« Paul, der die Augen schon zugemacht hat, nickt ganz leicht. »Prima, da fliegt der Luftballon immer höher zu den Wolken, bis du ihn schon fast nicht mehr sehen kannst. Aber während der Luftballon zu den Wolken fliegt, pustet dein Bauch ja schon den nächsten Luftballon auf! Welche Farbe der wohl hat?« »Rot!«, entscheidet Paul. Der Einschlaftrick scheint ihm Spaß zu machen! Kein Wunder, mir macht er auch Spaß. Wir genießen das beide zusammen.

»Jetzt entscheide mal, zu wem der Luftballon hinfliegen soll, der blaue. Zu irgendwem, den du magst und dem du einen Luftballon schicken willst. Na, fällt dir schon jemand ein?« Vor ein paar Wochen ist der Hund gestorben, der in der Familie gelebt hat. Der bekommt den Luftballon, entscheidet Paul.

»Und der nächste? Der rote? Der fliegt auch schon los! Wer den wohl kriegt?« So geht es weiter, Paul pustet noch einen weiteren Luftballon auf, er weiß genau, zu wem die Luftballons fliegen sollen, und seine Stimme wird schon ein bisschen leiser und langsamer, so wie das ist, wenn man müde wird. Aber seine Beine, die zappeln dauernd und bewegen sich im Bett. So kann man ja beim besten Willen nicht einschlafen, die wecken einen sonst gleich wieder auf. Zeit also, Paul mit positiven Suggestionen zu helfen.

»Jetzt passiert gleich etwas Spannendes, Paul, pass mal gut auf! Denn wenn dein Bauch jetzt weiter die Luftballons aufpustet und sich immer wohliger und gemütlicher fühlt dabei, fühlen sich auch die Füße wohliger und gemütlicher, ganz wohlig und gemütlich fühlen die sich an, so schön kuschelig warm und gemütlich, dass sie am allerliebsten gleich einschlafen wollen. Einfach, weil sie es so schön kuschlig und gemütlich haben. Und die Füße, die schlafen auch zuerst ein, die Füße, und nicht etwa die Hände. Auch nicht der Bauch, der muss ja die Luftballons aufpusten. Aber die Füße, die dürfen jetzt einschlafen, einfach so, ganz kuschelig und wohlig und gemütlich, ganz von alleine, und du sagst mir einfach Bescheid, wenn die Füße eingeschlafen sind, ja? Und achtest darauf, dass dein Bauch weiter die Luftballons aufbläst, okay? Welche Farbe hat der denn, den du gerade aufpustest?« »Blau«, sagt Paul mit leiser Stimme. Vielleicht ist er ein bisschen durcheinander, wo er auf so viele Sachen auf einmal achten soll.

»Und die Füße?«, frage ich, »schlafen die schon?« Paul nickt, und wirklich, die Füße liegen schon ein bisschen ruhiger da als vorher.

»Das ist ja schön, denn jetzt freuen sich die Beine, die sind als Nächstes dran! Jetzt dürfen die Beine einschlafen, und der blaue Luftballon fliegt in die Luft und den Wolken am Himmel entgegen. Wer den wohl kriegt, den blauen Luftballon jetzt?« Paul flüstert einen Namen, dann wackelt er mit den Beinen, aber ich tue so, als hätte ich es gar nicht gemerkt. Die schlafen ja schon, darauf hatten wir uns schließlich geeinigt.

»Und wenn die Beine schlafen, ist als Nächstes der Po dran, aber noch nicht die Hände, die sind noch nicht dran. Und auch nicht der Bauch, der muss noch die Luftballons aufblasen. Aber die Augen, die werden auch schon ganz schön müde, die wollen auch schon einschlafen. Und wenn sie das wirklich wollen, dann dürfen sie das, einschlafen, und der Po schläft auch schon.«

Paul grinst, die Vorstellung, dass seine Augen und sein Po zusammen einschlafen, findet er wohl ziemlich lustig. Das nehme ich gleich auf. »Gell, das ist lustig, wenn die Augen und der Po zusammen einschlafen. Jetzt sind auch endlich die Hände dran, endlich, die warten ja schon so lange darauf, dass sie einschlafen dürfen.« Paul legt die Hände auf den Bauch und atmet ganz tief, ohne dass ich dazu etwas hätte sagen müssen. »Und welche Farbe hat der Luftballon, den du jetzt aufbläst?« »Gelb«, sagt Paul nach einer kurzen

Pause. Ich glaube, er schläft schon fast! Kein Wunder, es ist ja auch schon halb zehn. Welches Kind wäre da nicht müde! »Und zu wem schickst du denn den gelben Luftballon? »Zu Oma«, sagt Paul. Prima!

»Dann darf jetzt der Bauch einschlafen, der hat ja so viel gearbeitet jetzt, so viele Luftballons aufgeblasen! Der muss ja richtig müde sein. Ganz gemütlich und so schläfrig, dass der jetzt einfach einschlafen kann, einfach, weil er so gemütlich und kuschelig und so müde ist, dass er einfach einschläft, der Bauch. Und der Mund, der darf ja jetzt auch einschlafen, so müde und gemütlich hat der es jetzt, und den ganzen Tag so viel geredet, jetzt darf der Mund auch endlich einschlafen und es sich ganz gemütlich und bequem machen und sich ausruhen …«

Die ganze Zeit über habe ich Pauls Stirn weitergestreichelt. Jetzt mache ich das noch einmal ganz besonders langsam und sanft, drücke ihm einen Kuss auf die Stirn und sage: »Und jetzt schläfst du ganz friedlich und ganz gemütlich. Und die Luftballons, die sind ja alle durchs Traumland im Himmel geflogen, die schicken dir schöne Träume. Die du gerne träumst, die dir Spaß machen, sei mal neugierig, was für schöne Träume dir die Luftballons aus dem Traumland schicken …«

Dann gehe ich leise aus dem Zimmer. Paul ist im Halbschlaf, und ich bin neugierig, was jetzt passieren wird.

Nach einer Viertelstunde steht er wieder auf der Matte. Was für ein Energiebündel! Ich stehe auf, nehme ihn an der Hand und gehe gleich wieder mit ihm ins Bett. Wieder streiche ich ihm ein paarmal über die Stirn, vielleicht eine Minute lang.

»Erinnerst du dich an die Luftballons?« Er nickt. »Na dann«, sage ich ihm, als ob wir beide genau wüssten, was das bedeutet, drücke ihm noch einmal einen Kuss auf die Stirn und sage »Schlaf gut!« Wieder gehe ich aus dem Zimmer, bevor er ganz eingeschlafen ist. Ich will ja nicht, dass er sich daran gewöhnt, dass jemand an seinem Bett sitzt, bis er schläft. Er soll es alleine schaffen.

Als ich mit den Eltern eine halbe Stunde später nach ihm schaue, schläft er tief und fest, und wir machen das Licht aus. Das ist an sich nichts Besonderes. Um diese Zeit wäre er wahrscheinlich auch ohne den Zauber eingeschlafen. Bei meinem nächsten Besuch wiederholen wir das Ganze, nur dieses Mal schon eine Stunde früher, gleich nach der Gutenachtgeschichte. Und oh Wunder, es läuft ähnlich wie beim ersten Mal. Paul steckt zwar noch einmal die Nase aus dem Zimmer, schläft dann aber um kurz nach neun selig. Das ist eine Sensation.

Am Abend danach verlangt Paul von seinem Papa den Einschlafzaubertrick. Der weiß gar nicht, was er machen muss, weil ich nicht daran gedacht habe, es ihm beizubringen. Aber Paul zeigt es ihm: die Stirn streicheln. »Jetzt kommen die Luftballons«, sagt Paul dann und macht den Rest irgendwie alleine. Irgendwann sagt ihm sein Papa gute Nacht und wirklich: Paul schläft wieder früher als bisher. Der Einschlafzauber hat ihm geholfen, zur Ruhe zu kommen.

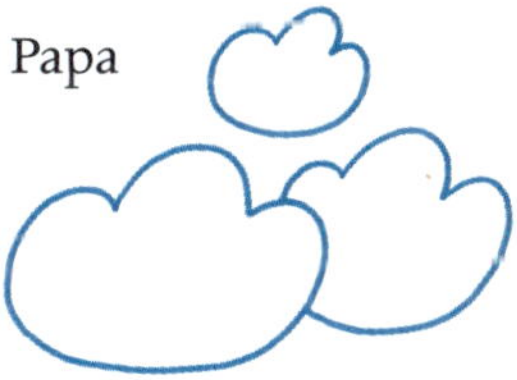

Als ich ihn das nächste Mal sehe, will er schon um acht den »Einschlaftrick«. Paul darf sich jetzt aussuchen, ob er vorgelesen haben will oder lieber zaubern. EIN Ritual reicht ja! Er entscheidet sich für das neue. »Aber jetzt noch nicht«, sage ich. »Du kommst ja eh nochmal raus. Sag mir Bescheid, wenn du so müde bist, dass du nach dem Einschlafzauber im Bett bleiben kannst. Dann komm ich. Sonst ist es ja Quatsch.« Paul überlegt ein bisschen. Dann sagt er, er sei jetzt schon müde genug.

Ich setze mich zu ihm, das Licht brennt. »Das brauchen wir nicht mehr, du hast ja jetzt den Einschlaftrick«, entscheide ich einfach, als ob es die selbstverständlichste Sache der Welt wäre, und mache das Licht aus. Oh Wunder, es gibt keinen Protest. Und nach dem Ritual sehen wir Paul nicht mehr. In seinem dunklen Zimmer schläft er friedlich, noch vor neun. Für den Einschlafzauber haben wir heute keine zehn Minuten mehr gebraucht. Da ist es gerade drei Wochen her, dass er ihn zum ersten Mal geübt hat! Seine Eltern haben dieses Mal danebengesessen, haben zugeschaut und gelernt. Beide sind über Paul baff, genauso wie ich!

Drei Monate später hört sich das abends so an:

»So Paul, dann überleg mal, wer den ersten Luftballon kriegt …« (ich streichle die Stirn).

»Oma. Der ist gelb.«

»Gut! Und den Bauch ganz dick machen und den Luftballon ganz dick aufblasen …«

»Der zweite ist blau. Den kriegt Henry« (sein Kindergartenfreund).

»Jetzt ein grüner. Für Papa.«

»Gut … Sind die Füße schon eingeschlafen?«

Paul schüttelt den Kopf.

»Dann puste mal den roten Luftballon ganz dick auf. Und wenn der wegfliegt, dann dürfen die Füße einschlafen. Die sind ja so viel gelaufen heute den ganzen Tag …« (Pause, Paul atmet ganz tief.) »Und jetzt?«

Paul nickt.

»Noch ein Luftballon?«

Paul nickt wieder.

»Wer kriegt den?«

»Die Mama. Der ist gelb.«

»Gut! Und die Beine sind schon eingeschlafen.« (Das behaupte ich einfach, die liegen auch schon ganz ruhig da.) »Und der Po, schläft der auch schon?«

Paul nickt.

»Na, dann können ja jetzt auch die Augen einschlafen und die Hände, ganz bequem und gemütlich einschlafen. Nach so einem langen anstrengenden Tag …«

Paul hat die Augen schon eine Weile zu und atmet ruhig, ist aber noch wach.

»Und die Luftballons, die schicken dir die schönen Träume aus dem Traumland, sei mal neugierig, was du heute Nacht träumst. Gute Nacht, bis morgen!«

Das war's! Ich gehe aus dem Zimmer, Paul wird innerhalb der nächsten Minuten ganz einschlafen. Insgesamt haben wir vielleicht fünf Minuten für den Einschlaftrick gebraucht, weil ich langsam spreche und immer wieder Pausen mache.

Und was noch toller ist: Manchmal macht Paul den Einschlafzauber sogar selbst! Streicht sich über die Stirn, stellt sich die Luftballons vor, achtet darauf, dass der Bauch schön dick wird. Aber er kennt das Ritual nun auch schon ein Vierteljahr, er ist ein Profi!

Marie

Marie ist sechs, energisch und selbstbewusst, und eigentlich schläft sie abends gut ein. Aber sie hat zwei ältere Brüder, die etwas länger als sie wach bleiben dürfen und denen nach ihr gute Nacht gesagt wird. Mit denen schläft sie in einem Zimmer. Sie liebt es, vor dem Einschlafen ganz ausgiebig zu schmusen. Das tut ja auch total gut, das ist schön und innig! Aber nachdem ihren Brüdern, die noch ein bisschen lesen durften, gute Nacht gesagt wurde, will sie noch einmal schmusen, noch einmal von vorne! Sonst findet sie es ungerecht, was man ja aus ihrer Warte verstehen kann. Dann protestiert sie lautstark, und nicht selten gibt es noch Krach. Da alle Kinder in einem Zimmer schlafen, sind dann auch die Älteren wieder hellwach. Ein Teufelskreis, der Eltern wie Kindern auf die Nerven geht.

Es ist Zeit für den Einschlafzauber. Weil Marie alles liebt, was sich nach Zauber und Magie anhört, ist er für sie interessant. Also probieren wir es aus. Marie erfindet gleich die buntesten Luftballons: einen lilafarbenen mit einem rosa Herz. Einen rosa Luftballon mit gelben Streifen. Ihre Luftballons sind ein Feuerwerk an Farben!

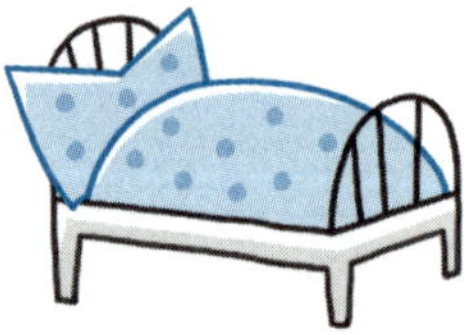

Nur das Atmen in den Bauch müssen wir ein bisschen üben, weil sie den Bauch nicht locker aufbläst, sondern drückt, während sie gleichzeitig die Luft anhält. Sie atmet also paradox, macht den Bauch beim Einatmen fest und lässt ihn beim Ausatmen locker. Ich lege ihr die Hand auf den Bauch. »Atme gaaaanz langsam … gaaaaanz langsam die Hand in die Höhe pusten.« Sie pustet beim Ausatmen die Luft aus, als würde sie einen echten Luftballon aufblasen. Ich lobe sie sehr, weil sie sich kräftig Mühe gibt und es ganz gut machen will. »Prima, das machst du genau richtig. Und jetzt probieren wir es andersherum: Jetzt pustest du den Luftballon nicht mit deinem Mund auf, sondern mit deinem Bauch. Jetzt wird der Bauch gemütlich dick, spürst du, wie schön dick er ganz von alleine wird, wenn du ganz locker atmest?« Jetzt geht es schon besser. Und es wird keine drei Tage dauern, da ist ihr Zwerchfell so locker beim Atmen, dass das mit dem Aufpusten beim Einatmen ein Kinderspiel ist!

Schon nach dem ersten Mal schläft Marie bereits, als die Jungs ihren Gutenachtkuss bekommen. Und auch an den nächsten Abenden klappt es mit dem Einschlafen wie am Schnürchen. Nur dass jetzt einer ihrer Brüder den Einschlafzauber auch will!

So hört es sich an, wenn Marie zaubert. Sie macht den Einschlafzauber etwa zum zehnten Mal. Es folgt der Dialog, wie er sich am Bettrand abgespielt hat:

Ich: »Und jetzt kannst du die Augen zumachen und spüren, wie gut das tut, wenn die Hand die Stirn streichelt. Und mit dem Bauch den ersten Luftballon aufblasen.«

Marie: »Der ist rosa mit einem silbernen Herz. Für Ura (die Uroma) und alle, die gestorben sind!«

Ich: »Schön, dann mach ihn ganz dick, den Luftballon, und dann lässt du ihn fliegen, ja?«

Marie nickt, offenbar hat sie den Luftballon schon fliegen lassen.

Marie: »Der nächste ist rot mit Punkten. Für dich!«

Das freut mich natürlich! Also, auch der wird ganz dick aufgepustet und fliegen gelassen, und ich sage: »Schön, und dann siehst du, wie der wegfliegt, immer höher und höher zu den Wolken, wenn Wolken da sind …«

Marie: »Nein, keine Wolken.«

Ich: »Schön, dann kannst du ihn ja ganz lange sehen, wie er immer kleiner und kleiner wird. Bis er so klein ist, dass du ihn gar nicht mehr sehen kannst. Aber dein Bauch, der pustet ja schon den nächsten Luftballon auf, und vielleicht hast du den sogar schon fliegen lassen?«

Marie: »Ja! Der ist rot! Für Mama und Papa!«

Ich: »Schön! Und die Füße sind schon eingeschlafen, und auch die Beine, die schlafen gleich, weil sie so müde sind und es so gemütlich und warm haben unter der Decke mit der Wärmflasche … Und jetzt lass mal den roten Luftballon fliegen und puste den nächsten auf, einen puste noch auf. Und lass sie ins Traumland fliegen und dir schöne Träume schicken … Gute Nacht, kleine Maus!«

Dann gehe ich aus dem Zimmer. Das reicht. Aber die ersten Male, da haben wir es auch ganz ausführlich gemacht. Nun erinnert sich Marie schon an die verschiedenen Bilder, und ihr Körper stellt die Zusammenhänge selbst her.

Leo

Leo ist knapp zwei Jahre alt und das einzige Kind in seiner Familie, als ich seiner Mutter den Einschlafzauber zeige. Als Baby hatte er keine Schwierigkeiten beim Schlafen. Er ging abends gerne ins Bettchen, schlief schnell durch und machte jeden Nachmittag ein Mittagsschläfchen. Aber seit einigen Monaten kommt er abends nicht mehr zur Ruhe. Er will bei seinen Eltern bleiben, weigert sich ins Bett zu gehen, und wenn er dann drin ist, zappelt er hin und her und will wieder aufstehen. Sogar das Vorlesen klappt nicht richtig, weil Leo sich ständig wieder aufsetzt und die Unruhe in Person ist.

Seine Eltern wechseln sich abends ab, lesen trotzdem vor, geben Leo einen Gutenachtkuss, stecken das Nachtlicht ein und verlassen das Zimmer. Nur einige Minuten später ruft Leo oder steht im Wohnzimmer und freut sich, wieder bei den Großen zu sein.

Seine Eltern haben schon Verschiedenes ausprobiert: morgens früh wecken, damit Leo abends richtig müde ist. Das Wecken klappt auch, das Müde-Sein ebenfalls, nur schläft Leo deswegen nicht früher ein. Er ist einfach nur schlecht gelaunt und quengelig. Seine Eltern sind ratlos.

Da Leo die Gewohnheit hat, sich im Bett ständig zu drehen und zu wenden, wenn seine Mutter oder sein Vater neben ihm sitzt, verändern wir erst diese Positionen. Leos Mutter setzt sich ans Kopfende, sagt ihm, dass sie ihm etwas zeigen möchte, legt ihn auf den Rücken und nimmt seinen Kopf von unten in ihre Hände. Leo dreht sich herum, schmust sich an sie, aber behutsam führt sie ihn in die Rückenlage zurück. Dann streichelt sie ein paarmal die Zauberlinie. Als er sich wieder wegdreht, sagt sie ihm gute Nacht, gibt ihm den Gutenachtkuss und geht aus dem Zimmer.

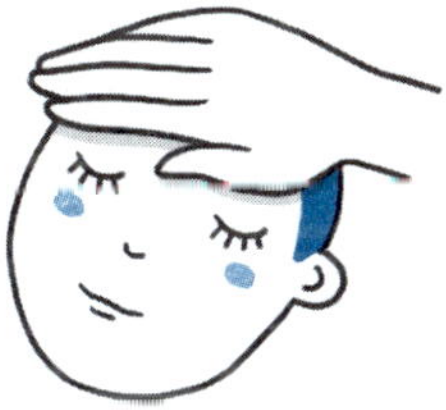

Klar, Leo steht nach kurzer Zeit wieder auf der Matte. Seine Gutenachtgeschichte ist ausgefallen, und der Einschlafzauber hat auch noch nicht funktioniert. Alles in allem ist seine Mutter viel kürzer bei ihm im Zimmer geblieben als üblich.

Das ist auch in Ordnung so, denn das längere Bleiben hat

bisher nicht dazu geführt, dass er besser einschlief. Daher haben wir die Zeit nun deutlich verkürzt, damit Leo motiviert ist, künftig ruhiger liegen zu bleiben, um das Einschlafritual länger genießen zu dürfen.

Das wichtige Signal ist dabei: Wenn du nicht zappelst, hast du es schöner. Wenn du zappelst, geht Mama schneller wieder aus dem Zimmer. Zappeln lohnt sich nicht.

Bisher war das genau umgekehrt: Durch seine Unruhe hat Leo erreicht, dass die Einschlafzeit verlängert wurde: Die Geschichte wurde immer wieder unterbrochen, die Eltern haben jeden Abend mindestens eine halbe Stunde an seinem Bett verbracht, oft sogar noch länger. Und dann war es ja immer noch nicht vorbei, sondern Leo machte ein oder zwei Ausflüge nach draußen oder rief, bis er sich schließlich nicht mehr wachhalten konnte. Durch die Verkürzung der Zeit beim Gute-Nacht-Sagen haben wir also erst einmal dafür gesorgt, dass das Zappeln nicht mehr belohnt wird.

Leo hat sich sein Verhalten, wie er die Zeit, die seine Eltern mit ihm verbringen, verlängern kann, durch das Prinzip des Lernens durch Erfolg und Irrtum angeeignet. Dieses Prinzip ist immer wirksam, also auch, wenn wir gar nicht daran denken. Das bedeutet, dass Verhaltensweisen, die in irgendeiner Hinsicht zu für das Kind angenehmen Konsequenzen führen, immer verstärkt werden, auch wenn das Verhalten an sich für das Kind gar nicht gut ist. In unserem Beispiel: Dadurch, dass das Zappeln dazu führte, dass Mama oder Papa länger am Bettrand saßen und sich noch intensiver mit Leo beschäftigt haben, wurde die abendliche Unruhe »belohnt« und automatisch über diesen biologischen Mechanismus verstärkt.

Lernen durch Erfolg und Irrtum

Wenn wir uns damit beschäftigen, wie Menschen lernen, finden wir Erklärungen in der Biologie: Nicht nur Menschen, sondern auch Tiere lernen, ihr Verhalten ihrer Umwelt anzupassen. Die grundlegendste Form besteht im sogenannten Lernen durch Erfolg und Irrtum.

Konkret bedeutet das: Führt ein Verhalten zu angenehmen Konsequenzen, wird es automatisch verstärkt. Die Konsequenz wird als »Belohnung« erlebt, und die führt dazu, dass das Verhalten im Gehirn als »richtig« abgespeichert wird. Führt ein Verhalten zu unangenehmen Konsequenzen, wird es dagegen abgeschwächt oder vermieden, ebenfalls automatisch. Es wird als »Irrtum« verstanden.

Beispiele, wie Menschen diese Lernform bewusst nutzen, finden wir überall in der Tierdressur: Das gewünschte Verhalten wird belohnt, zum Beispiel mit Futter, und dadurch verstärkt.

Natürlich liegt es uns fern, unsere Kinder »dressieren« zu wollen. Darum geht es auch gar nicht. Denn Lernen durch Erfolg und Irrtum passiert ständig, ob wir es bewusst wahrnehmen oder nicht!

Und mal ganz ehrlich – oft nutzen wir es ja auch jetzt schon ganz bewusst: Wenn wir Erfolge in der Schule feiern oder uns riesig über die ersten Schritte des Kindes freuen, tun wir ja genau das – wir belohnen das, was für das Kind gut ist, und verstärken es dadurch.

Leider gibt es im Umgang mit Kindern auch negative Verstärker. Wenn wir mit dem Kind schimpfen, weil es schon wieder unter einem Vorwand aus dem Bett gekommen ist, und es unter Vorwürfen und Ermahnungen wieder in sein Zimmer bringen, nimmt es auch diese negative Erfahrung als Verstärker auf – immerhin haben sich die Eltern noch einmal mit ihm beschäftigt und es musste nicht allein im Bett liegen.

Der erste Schritt ist nun also, die Belohnung des ungesunden Verhaltens auszusetzen. Der Einschlafzauber ist ja ebenfalls Belohnung und Genuss, aber eben Belohnung eines ganz anderen Verhaltens: tief atmen, ruhig liegen, friedlich einschlafen. Deswegen wäre es in diesem Fall nicht gut, mit ihm in das lange Ritual des Einschlafzaubers einzusteigen, sodass in diesem Beispiel das Reden und das Luftballonaufblasen entfallen.

Am nächsten Abend bleibt Leo schon ein bisschen länger auf dem Rücken liegen, als seine Mutter die Zauberlinie streichelt. Als er sich wegdreht, sagt sie ihm wieder gute Nacht und geht hinaus.

Nach vier Tagen kann sie ihn einige Minuten so streicheln, und Leos Atem beruhigt sich schon sichtbar. Sie setzt sich dann noch kurz neben ihn, küsst ihn und geht aus dem Zimmer. An diesem Abend kommt Leo nicht mehr nach draußen.

So läuft es einige Abende. Die Zeit des Streichelns wird länger, schließlich sitzen Mutter oder Vater etwa fünf Minuten am Bett. Nachdem Leo gelernt hat, während des Streichelns ruhig auf dem Rücken liegen zu bleiben, setzen sie sich wieder an den Bettrand. Das funktioniert. Die Mutter singt während des Streichelns, weil sie es mag, Leo vorzusingen. Der Vater, der nicht gerne singt, spricht ruhig mit Leo und erzählt ihm, was man nachts so alles träumen kann.

Nach drei Wochen hat sich das Ritual so eingespielt, dass Leo regelmäßig nach dem Einschlafzauber liegen bleibt. Wenn er sehr müde ist, schläft er manchmal schon währenddessen ein. An anderen Tagen braucht er noch ein bisschen, doch ohne seine Eltern noch weiter zu beschäftigen. Er ist durch das Streicheln ruhig und entspannt und kann so ganz alleine in den Schlaf finden.

Phillipp

Phillipp kam mit offenen Augen auf die Welt. Oder, um es ganz genau zu sagen: Sobald er das Licht der Welt erblickte, guckte er ganz aufmerksam und neugierig in alle Richtungen. Und weil es so unendlich viele interessante Dinge zu sehen gibt, will Phillipp die Augen auch gar nicht mehr zumachen. Weder tagsüber noch am Abend. Mittagsschlaf ist ihm von Anfang an zuwider, höchstens im Tragetuch schlummert er mal ein halbes Stündchen. Und abends ins Bett gehen findet er blöd. Wo er doch noch gar nicht alles gesehen hat, was es auf der Welt zu sehen gibt. Sobald er liegt, ist er hellwach.

Liegt Phillipp neben Mama im Bett, mag er sich gerne mit ihr unterhalten und brabbelt und singt vor sich hin. Er spielt mit ihr und ist fröhlich. Will Mama einschlafen, weckt er sie wieder, weil ihm langweilig ist. Meistens dauert es bis nach Mitternacht, bis er die Augen zumacht und für sechs Stunden schläft. Das ist an sich ganz gut für einen so kleinen Mann, so viele Stunden am Stück. Aber dann ist er wieder wach und schläft auch nicht wieder ein. Ein paarmal ein halbes Stündchen

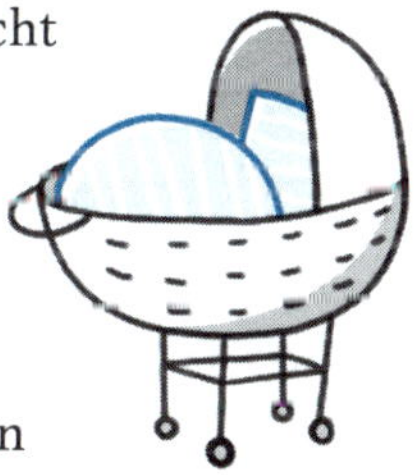

dösen, hier und da kurz einnicken, mehr Schlaf braucht der kleine Mann nicht.

Seine Eltern gehen auf dem Zahnfleisch. Nachdem er in den ersten drei Monaten Koliken hatte und abends stundenlang schrie, weil sein Bauch wehtat, ist nun klar, dass er auch ganz gesund nicht viel Schlaf braucht. Und mehr Schlaf als er bekommen auch seine Eltern nicht.

Als Phillipp etwa ein Jahr alt ist, probiere ich aus, wie wir den Einschlafzauber bei ihm nutzen können. Ich streichle die Zauberlinie ganz langsam vom Nasenrücken ausgehend. In dem Moment, in dem der Finger auf dem Nasenrücken ansetzt, macht er die Augen kurz zu. Vielleicht ist das nur ein Reflex, den viele Menschen haben, wenn sich etwas den Augen nähert. Also probiere ich weiter und singe ihm etwas vor. Das mag er. Ich summe immer die gleiche kurze Melodie wie ein Mantra mit ständiger Wiederholung. Und wirklich, der Kleine fängt an, sich zu beruhigen, sein Atem wird tiefer, und nach etwa fünf Minuten schläft er ein. Das hat es so noch nie gegeben!

Auch Phillipp wird nicht von einem Tag zum anderen ein Einschlafkünstler. Aber mithilfe des Einschlaftricks kommt er leichter zur Ruhe und auch in den Schlaf, bevor er einfach einschläft, weil er nicht mehr anders kann. Und das war ja wirklich extrem spät! Nach und nach verschiebt sich Phillipps Einschlafzeit nach vorne. Erst auf 23 Uhr, dann gegen 22 Uhr, dann pendelt sie sich um 21.30 Uhr ein. Damit er aber nicht zu früh wieder fit ist, lassen wir die kurzen Schlafphasen am Tag weg. Ihm reichen neun Stunden Schlaf. Das kann auch der beste Einschlafzauber nicht ändern.

Kinder sind kleine Individualisten – oder: Mögliche Pannen und was Sie dagegen tun können

Nicht immer funktioniert der Einschlafzauber nach Plan. Kinder überraschen uns immer aufs Neue. Auch für den Einschlafzauber gilt: keine Regel ohne Ausnahmen. Denn Kinder sind kleine Individualisten. Wenn wir uns dem anpassen, was sie uns spiegeln, finden wir gute Möglichkeiten, sie zu unterstützen – auch wenn wir ein bisschen vom Leitfaden abweichen müssen.

In den folgenden Abschnitten lesen Sie Beispiele von vielen Kindern, bei denen der Einschlafzauber nach Plan nicht reibungslos geklappt hat. Zum Glück haben sich ihre Eltern von den anfänglichen Schwierigkeiten nicht entmutigen lassen. Aufhören wäre einfach. Stattdessen verstehen wir die eigenen Wege, die diese Kinder gegangen sind, als sehr kreativen Ausdruck ihrer Fähigkeiten. Sie haben es alle geschafft, Einschlafkünstler zu werden.

Ganz egal, was vielleicht bei Ihnen und Ihrem Kind »schiefzugehen« scheint: Bleiben Sie gelassen. Das ist wichtig. Geben Sie Ihrem Kind immer das Gefühl, seine Sache gut zu machen, sodass es motiviert ist weiterzumachen. Natürlich spielen Sie nicht bei allem mit, was Ihrem Kind in den Sinn kommt. Kinder sind erfindungsreich, wenn es darum geht, Zeit zu schinden oder die Regeln selbst zu bestimmen.

Sie wissen am besten, wie Ihr Kind »tickt«. Seien Sie trotzdem offen für Überraschungen. Gerade, wenn man etwas auf eine ganz unbekannte Art tut, stellen sich erstaunliche Wirkungen ein. Erstaunlich für das Kind wie auch für die Eltern. Erlauben Sie sich, Verschiedenes auszuprobieren! Es geht ja darum herauszufinden, wie Sie Ihr Kind in dem unterstützen können, was ihm guttut.

Milena mag es nicht, wenn man ihr über die Stirn streichelt

Da ist sie ganz kitzelig, und man merkt richtiggehend, wie unangenehm es ihr ist. Außerdem wird sie dadurch wieder wacher!

Also haben wir ausprobiert, ob es Milena gefällt, an einer anderen Stelle im Gesicht gestreichelt zu werden. Den ersten Versuch hat ihr Papa an den Schläfen gemacht. Aber auch da kitzelt es Milena sehr. An den Augenbrauen ging es. Aber ihr Papa hatte nicht das Gefühl, dass es sie beruhigte. Eher schien es, als könne sie es dort gerade so aushalten. Dazu ist das Streicheln aber nicht gedacht. Schließlich hat ihr Vater die optimale Stelle für Milena herausgefunden: am Scheitel, von da, wo der Pony endet, einige Zentimeter nach hinten über das Haar. Das mag Milena sehr gerne, sie macht die Augen zu und genießt.

Wir haben Glück gehabt. Auch dieser Bereich liegt auf dem Gouverneursgefäß-Meridian, sodass das Streicheln bei Milena einen starken beruhigenden Effekt hat.

Wenn ein Kind auch das nicht mag, suchen Sie weiter. Es ist aber wirklich sehr selten, dass es am Kopf gar keinen Bereich gibt, an dem ein Kind das Streicheln mag. Sie können es dann auch an einer anderen Stelle des Körpers streicheln, wo es das als angenehm empfindet. Das kann eine Schulter sein oder vielleicht die Hand, bei manchen Kindern der Fuß.

Selbst, wenn Sie dann nicht mehr den ursprünglich vorgesehenen Meridian treffen, hat das Streicheln einen beruhigenden und Geborgenheit gebenden Effekt. Besser also an einer anderen Stelle streicheln als gar nicht.

Sven möchte sich selbst streicheln

Sven ist ein Junge, der mit 5 Jahren schon alles alleine kann. Natürlich auch das Streicheln. Wunderbar, das darf er! Wir haben aber gemerkt: Es ist wichtig, dass er dabei Unterstützung bekommt, wenn er zu müde wird, um selbst damit fortzufahren. Wir wollen ja nicht, dass er sich wachhalten muss, um mit dem Streicheln fortzufahren. Wenn er also sichtbar schon etwas müder wurde, während seine Mutter ihm von den Luftballons erzählte, sagte sie ihm: »Wenn du zu müde wirst, um deine Stirn zu streicheln, und willst, dass ich für dich weitermache, sag mir auf jeden Fall Bescheid, ja?« Weil er das aber nicht tat, ist sie zu einer anderen Taktik übergegangen. Sie sagt nun: »Wenn deine Hand zu müde zum Streicheln ist, stell dir einfach vor, wie sie von selbst weitermacht, während die echte Hand sich schon ausruhen darf. Dann schläft die Hand ein, aber das Streicheln geht weiter.« Sie haben richtig verstanden: Auch wenn sich das Kind nur vorstellt, sich über die Stirn zu streicheln, wirkt das. Und was für uns Erwachsene paradox und irgendwie ganz unmöglich klingt, klappt bei Sven wunderbar.
Seine Fantasie hat gar kein Problem damit, sich eine streichelnde Hand vorzustellen, während seine reale Hand schon längst »eingeschlafen« ist.

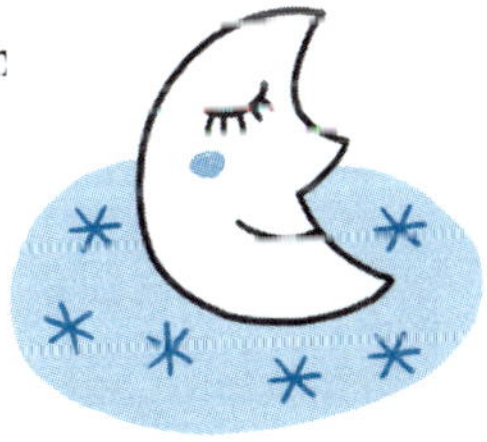

Valentin liegt nicht gut auf dem Rücken

Da er sich in Rückenlage wirklich quält, erlauben seine Eltern ihm, auf der Seite zu liegen. Sie achten aber darauf, dass er jedes Mal, wenn sie den Einschlafzauber mit ihm machen, in der gleichen Position liegt. Das ist wichtig, damit sich das Ritual herausbilden kann, das letztlich dazu führt, dass sich das Einschlafen automatisiert.

Valentin liegt so, dass seine Eltern seine Stirn gut erreichen können und sehen, wie sein Atem fließt. So erkennen sie genau, wie entspannt Valentin schon ist, und wissen, wann er kurz davor ist einzuschlafen.

Wenn Sie ein Kind haben, das eine Einschlafposition braucht, in der es von Ihnen wegschaut, sodass Sie sein Gesicht nicht sehen können, achten Sie auf das Heben und Senken der Schultern oder des Bauches, um zu wissen, wie nah es dem Schlaf schon ist. Das sollte aber nicht die erste Option sein. Versuchen Sie, eine Liegeposition zu finden, die für alle Beteiligten bequem ist.

Hüseyin schafft es nicht, locker in den Bauch zu atmen

Die Bauchatmung ist wichtig. Hüseyin gelingt sie nicht. Er muss sie also üben. Es wird ihm nicht nur beim Einschlafen helfen, sondern auch sonst Verspannungen und Stress vorbeugen. Gut, dass seine Eltern das nun wissen.

Wir haben Hüseyin erst genau gezeigt, wo der Bauch ist, in den die Luft hinein soll. Das kann wichtig sein, weil sich nämlich gerade für kleinere Kinder der Bauch manchmal vom Schambein bis unter den Hals erstreckt. Also, Hand auf den Bauch, das ist der erste Schritt. Dann hat Hüseyin seine eigene Hand auf seinen Bauch gelegt, während seine Mutter gefragt hat: »Spürst du, wie die Luft bis da runterkommt?« Manchmal dauert es einige Zeit, bis Ihr Kind etwas spürt und merkt, was es tun soll. Wäre das bei Hüseyin der Fall gewesen, hätte sie ihm sagen können: »Schau mal, wie der Bauch dicker wird, wenn du einatmest.« Und sie hätte ihm das Einatmen laut vormachen können. »Probier mal aus, wieviel Luft in den Bauch passt! Aber nicht zu viel auf einmal.« Es ist wichtig, keinen Druck zu machen, damit Ihr Kind sich nicht vor Anstrengung verkrampft! Anstrengung und ruhiges Atmen schließen sich gegenseitig aus.

Manche Kinder können das richtige Atmen nun ganz von selbst geschehen lassen. Andere strengen sich dennoch an und wollen es besonders gut machen. Helfen Sie Ihrem Kind, indem Sie sagen: »Du brauchst nichts zu machen, streng dich gar nicht an. Schau einfach mal, wie sich deine Hand ganz von alleine ein bisschen rauf und runter bewegt, wenn du dich gar nicht anstrengst. Dann geht es ganz einfach, wie durch Zauberei.« Sobald sich die Hand, die auf dem Bauch liegt, minimal bewegt, sagen Sie: »Merkst du es auch?« Klar wird Ihr Kind das merken. Kinder bemerken Unterschiede sehr schnell. Das auszusprechen bewirkt schon eine automatische Vertiefung. Kinder sind nicht nur besonders suggestibel, sie lernen auch schnell. Sie finden noch leichter als die meisten Erwachsenen zum natürlichen Atmen zurück.

Loben Sie Ihr Kind für die Veränderung! Zum Beispiel so: »Toll machst du das! Siehst du, nun geht es schon viel besser. Beobachte mal weiter, wie es noch besser geht, aber nicht zu schnell ...«

Lassen Sie Ihrem Kind ein paar Abende Zeit, bis es sich an die Bauchatmung gewöhnt hat und sie leicht ausüben kann.

So lange verzichten Sie noch auf den Einschlafzauber. Allein das ruhigere Atmen wird ihm schon guttun. Sobald Ihr Kind dann mühelos tief atmet, darf es den Einschlafzauber ganz genießen. Als Belohnung. Es wird dann sehr leicht gehen!

Hüseyin jedoch atmet paradox. Genauso wie viele Erwachsene! Paradox atmen bedeutet, dass sich das Zwerchfell beim Einatmen nicht senkt, sondern hebt, der Bauch wird in der Regel dabei eingezogen und angespannt. Beim Ausatmen wird das Zwerchfell nach unten gedrückt. Das Zwerchfell bewegt sich also gegen die Atmung statt mit ihr. Das tritt vor allem bei Kindern auf, die ängstlich sind oder unter Anspannung stehen oder standen. Manchmal erleben wir diese Form der Atmung auch bei Kindern, die einmal einen großen Schrecken oder ein Trauma erlebt haben.

Verspannungen, Nervosität und Verdauungsbeschwerden können die Folge sein. Für Kinder mit diesen Beschwerden ist es besonders wichtig, sich die Gewohnheit, ruhig in den Bauch zu atmen, wieder anzueignen.

Eine Übung aus der Körpertherapie hat Hüseyin dabei geholfen, die Bauchatmung wieder zu lernen. Danach ist er ein sehr begabter Einschlafkünstler geworden.

Paradoxe Atmung beheben

Das Kind liegt auf dem Rücken und legt beide Hände auf den Oberbauch. Während es einatmet, drücken Sie eine Hand fest auf seinen Bauch, gegen den Atem. Dadurch wird der schon vorhandene innere Druck von außen verstärkt. Beim Ausatmen geben Sie mit dem Druck der Hand nach. Nun soll Ihr Kind gegen Ihre Hand einatmen, die Sie wieder fester auf den Bauch drücken. Sobald Sie merken, dass der Atem an Ihrer Hand ankommt, lassen Sie etwas Druck nach. Meistens ist das nach etwa zehn intensiven Atemzügen der Fall. Üben Sie täglich, mindestens jeden Abend, bis Ihr Kind alleine in den Bauch atmet, ohne dabei die Unterstützung der Hand zu brauchen.

Sollte Ihr Kind die Übung als unangenehm empfinden, hören Sie damit auf und üben Sie mit der herkömmlichen Methode, wie ich sie oben beschrieben habe, weiter, bis eine Verbesserung eintritt. Hilfe kann auch eine gut ausgebildete Osteopathin geben. Die meisten Kinder erreichen aber durch den Gegendruck erstaunlich schnell eine Vertiefung und Lockerung des Atmens. Nach etwa zehn Atemzügen kann man eine Pause machen und beobachten, wie der Atem bequem den Bauch erreicht. Geben Sie Ihrem Kind auch hier wieder positives Feedback und loben Sie es ausführlich.

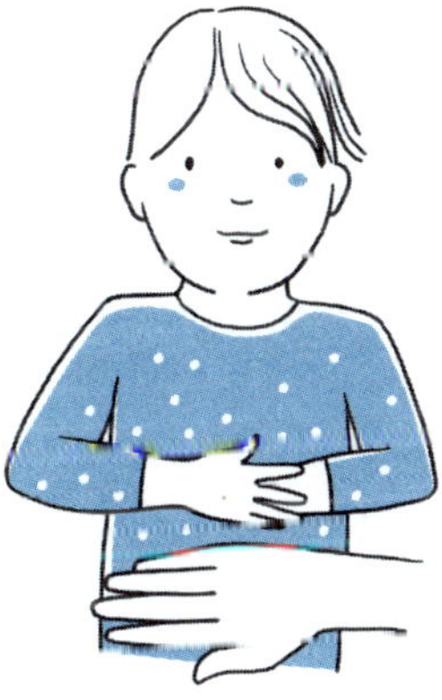

Paradoxe Atmung beheben

Sina und Silvio haben Angst vor Luftballons

Da darf man zum Einschlafen keine Luftballons steigen lassen, das ist gar keine Frage. Notfalls geht es auch ohne. Wenn Ihr Kind gerne ins Schwimmbad geht, kann es vielleicht Wasserbälle aufpusten, die dann davonschwimmen? Manchen Kindern macht das großen Spaß! Das Kind kann sich das Schwimmbad vorstellen oder einen großen See, vielleicht sogar das Meer, wenn das Kind schon einmal dort war. Den meisten Kindern gefällt es am Meer, und die Vorstellung, was ein Ball auf dem Ozean alles erleben kann, kann sehr aufregend sein. Ob er Schiffen begegnet? Oder gar Delfinen? Und dann mit den Delfinen spielt, die den Ball auf der Schnauze balancieren? Und welche Farbe die Delfine wohl am liebsten mögen?

Die siebenjährige Sina lässt anstelle der Luftballons viele bunte Seifenblasen steigen. Ihre Mutter erzählt ihr, wie die in der Sonne schimmern und in allen Regenbogenfarben glitzern. Auch einige Seifenblasen steigen so hoch, bis man sie nicht mehr sehen kann, und erreichen das Traumland, von wo aus sie Sina jeden Abend schöne Träume schicken.

Silvio ist vier. Er kann auch mit der Vorstellung der Seifenblasen nichts anfangen. Er sieht sich aber gerne »Tom und Jerry« an und liebt die freche kleine Maus. Deshalb darf er sich vorstellen, wie er beim Atmen den kleinen Jerry auf dem Bauch balanciert. Der findet die Fahrt von unten nach oben und wieder zurück sehr vergnüglich und macht allerhand Kunststücke dabei.

Jonas hört nicht auf zu zappeln

Jonas hat sich jeden Abend sehr lange im Bett hin- und hergewälzt. Seine Eltern hatten die Vermutung, damit wecke er sich selbst immer wieder auf, wenn er kurz vor dem Einschlafen stünde. Als wir uns genauer unterhalten, stellt sich heraus, dass Jonas auch dann, wenn er seine Position im Bett nicht ändert, ständig in Bewegung ist: Arme und Beine zappeln immer unter oder über der Decke herum.

Anfangs hat Jonas' Mama ihn gebeten, für den Einschlafzauber doch mit dem Zappeln aufzuhören. Das hat aber nicht geklappt. Vielleicht mal für ein paar Sekunden, aber dann haben sich Arme und Beine gleich wieder in Bewegung gesetzt. Also hat sie es ignoriert. Aber Jonas hat weiter gezappelt, und nach einiger Zeit und vielen Luftballons war Jonas immer noch hellwach und seine Mama genervt und kurz davor, den Einschlafzauber aufzugeben.

Deshalb haben wir entschieden, das Zappeln locker in die Erzählung einzubauen. Das klingt nun etwa so: »Die Arme und die Beine, die jetzt so zappeln, die freuen sich schon darauf, auch schlafen zu dürfen, denn gerade wenn man so aufgeregt war, tut das ganz besonders gut, müde zu werden. Die Arme und Beine freuen sich vielleicht am allermeisten darauf, endlich zu schlafen nach so einem langen Tag, an dem sie so viel gemacht haben. So viel rumgerannt, so viele Bewegungen gemacht. Aber jetzt geben sie noch einmal richtig Gas, ganz kräftig, damit sie auch wirklich ganz k.o. sind! Sie sind sicher in Wirklichkeit schon jetzt ziemlich k.o. und haben vielleicht noch gar nicht bemerkt, dass sie sich jetzt ausruhen dürfen, damit sie morgen wieder fit und erholt sind. Vielleicht merken sie jetzt, wie kuschelig es ist unter der Decke und wie bequem. Und dann genießen sie es, dass sie es sich endlich gemütlich machen dürfen und jetzt gar nicht mehr herumrennen müssen und nichts mehr tun müssen, einfach faul sein dürfen …« Dann geht Jonas' Mutter zum Einschlafzauber zurück: »Der nächste Luftballon, welche Farbe hat der denn?« Und etwas später erzählt sie noch einmal den Text zu den Zappelarmen und -beinen und merkt, wie Jonas nach und nach ruhiger daliegt.

Jonas ist noch immer kein sehr ruhiges Kind. Er braucht immer noch Unterstützung zur Beruhigung von Armen und Beinen, aber inzwischen liegt er viel schneller ruhig und findet mit dem Einschlafzauber recht zügig in den Schlaf. Kein Vergleich zu früher, als er im Schnitt eine Stunde zum Einschlafen brauchte und sehr darunter litt.

Manchmal kann man Zappelkinder auch mit einem homöopathischen Mittel unterstützen. Welche Mittel gut sein können, steht im sechsten Kapitel.

Hanna will, dass die Teile ihres Körpers in einer anderen Reihenfolge einschlafen

Auch gut! Das dürfen sie. Denn eigentlich ist es ganz egal, welcher Teil des Körpers zuerst schläft. Hauptsache, er schläft! Natürlich sollte nicht der Mund zuerst einschlafen, weil man dann ja nicht mehr mit dem Kind sprechen kann und nicht erfährt, was mit den Luftballons passiert. Auch der Bauch sollte erst einschlafen, wenn er alle Luftballons aufgeblasen hat. Hanna lässt zuerst ihre Haare einschlafen, danach die Füße. Anschließend ist ihr die Reihenfolge egal. Da folgen ihre Eltern wieder dem Leitfaden.

Max will detailliert wissen, warum er etwas machen soll

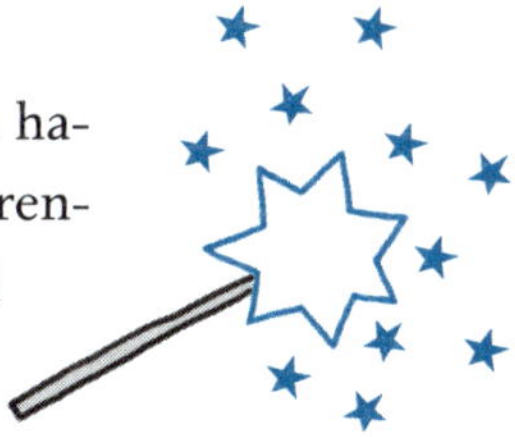

So schön es auch ist, wissbegierige Kinder zu haben – manchmal können sie ganz schön anstrengend sein. Davon kann Max' Mama ein Lied singen. Sie hat drei schlaue Kinder und ist abends oft richtig erledigt. Da könnte sie es gut gebrauchen, dass ihre Kinder gut einschlafen – und ist nicht sehr erfreut, dass sich Max mit dem Einschlafen schwertut. Deshalb probiert sie den Einschlafzauber mit ihm aus. Aber der sechsjährige Max möchte gar nicht genießen, was passiert, solange er nicht weiß, warum das alles so ist, wie es ist.

Leider weiß Max' Mama selbst nicht genau Bescheid. Sie hat den Leitfaden bekommen, ich hatte ihr aber nicht viele Erläuterungen dazu gegeben, sondern sie gebeten, es einfach einmal auszuprobieren. Das war wahrscheinlich ein großes Glück.

Als sie mich am nächsten Tag fragte, was sie auf Max' Fragen denn antworten solle, haben wir uns für Folgendes entschieden: »Das ist ein Geheimnis! Das darf ich dir wirklich nicht verraten! Das darf ich niemandem verraten. Sonst kann ich es nicht mehr machen.«

Erst hat Max darauf bestanden, mehr zu erfahren. Aber seine Mutter ist hart geblieben und hat nichts herausgerückt. Sie könne den Einschlafzauber nicht machen, wenn er zu viel wissen wolle. Er sei und bliebe ein Geheimnis, basta. Also hat sich Max murrend und ein bisschen beleidigt darauf eingelassen

Hüllen Sie sich in ein Geheimnis – das macht den Zauber wirksamer. Wenn Ihr Kind schon lesen kann, dürfen Sie dieses Buch natürlich nicht auffindbar liegen lassen! Denn sonst wird es nachlesen, und das Geheimnis ist gelüftet. Bei Kindern, die schon mit dem Verstand ergründen möchten, wie das Einschlafen funktioniert, ist dieses Wissen gerade oft hinderlich. Schlafen funktioniert kopfgesteuert nicht. Der Körper muss die Regie übernehmen. Alles, was zu tun ist, ist Entspannung zu erreichen. Wissen schadet eher, Fantasie hilft. Auch Max konnte sich nach einer Weile gut darauf einlassen.

Lukas behauptet, der Einschlafzauber würde bei ihm niemals funktionieren, obwohl er ihn erst einmal ausprobiert hat

Weil Lukas mit seinen sieben Jahren ziemlich stur sein kann, hat sein Papa ihm nicht widersprochen. Sonst hätte er mehr und mehr Argumente dagegen gefunden. Und wir wissen alle: Wenn wir gegen etwas argumentieren, überzeugen wir zwar oft nicht unser Gegenüber, uns selbst aber sehr wohl. Das Argumentieren hätte also vermutlich Lukas' Überzeugung, dass der Zauber bei ihm nicht klappt, nur noch verstärkt. Letztendlich wäre das zu einer sich selbst erfüllenden Prophezeiung geworden, der Einschlafzauber wäre womöglich wirklich ganz gescheitert. Lukas' Papa hat seinem Sohn scheinbar zugestimmt: »Oh ja, da hast du ganz recht. Es ist wichtig zu wissen, dass der Einschlafzauber nicht immer auf Anhieb funktioniert. Das ist wie bei den richtigen Zauberern, die erst Zaubern lernen müssen.« Sollte Ihr Kind schon von Harry Potter gehört haben, haben Sie gewonnen! »Man muss immer wieder üben, bis es klappt. Heute wird es wahrscheinlich wirklich noch nicht klappen, wir üben ja noch. Vielleicht merkst du schon eine klitzekleine Wirkung und vielleicht auch noch gar nichts, und es passiert erst in ein paar Tagen. Das ist auch wirklich ganz egal.«

So hat Lukas' Papa dem Widerstand seines Sohnes den Wind aus den Segeln genommen. Das hat er sehr elegant gemacht!

Estelle steht nach dem Einschlafzauber noch einmal auf und ist dann wieder ganz wach

Wäre Estelle während des Einschlafzaubers noch einmal aufgestanden, um zur Toilette zu gehen, wäre alles kein Problem gewesen. Ihre Mama hätte sie gehen lassen und wäre danach mit dem Einschlafzauber einfach dort wieder eingestiegen, wo sie aufgehört hatte. Bedingung am nächsten Tag: erst zur Toilette, dann der Einschlafzauber.

Bei der sechsjährigen Estelle war es aber anders. Sie war eine wirklich schlechte Einschläferin, sehr aufgeweckt und geistig aktiv. Schlafen schien ihr langweilig zu sein, und sie ist nach dem Einschlafzauber noch einmal aufgestanden, um zu spielen. Wenn sie auch während des Rituals ein bisschen müder geworden ist, so ist klar: Spätestens jetzt ist die Müdigkeit wieder weg!

Der Einschlafzauber ist ein Genuss und ein Geschenk für das Kind – wie jedes Ritual, das wir am Abend mit ihm durchführen. Aber ein Geschenk muss auch wertgeschätzt werden. Wir dürfen Geschenke an die Kinder nicht nach dem Gießkannenprinzip ausschütten. Estelle hat den Einschlafzauber genossen, sich darauf aber nicht ganz eingelassen. Ihr war von vornherein klar, dass sie wieder aufsteht, so wie sie das schon jahrelang getan hat – zur Verzweiflung ihrer Eltern, die mit dem tagsüber sehr fordernden Kind sowieso schon sehr viel zu tun haben.

Deshalb haben wir uns auf eine strenge Strategie geeinigt. Der Einschlafzauber wurde an Bedingungen geknüpft: Estelle muss danach nicht schlafen, sie darf aber auch nicht mehr aufstehen. Wenn sie es doch tut, bekommt sie am Abend danach den Einschlafzauber nicht – und auch kein anderes Ritual! Das hat sie einige Male ausprobiert. Dann wollte sie den Einschlafzauber wieder. Nach drei Wochen Hin und Her konnte sie sich dann darauf einlassen und schlief nach und nach früher und leichter ein.

Wir dürfen also auch hier die Macht alter Gewohnheiten nicht unterschätzen. Sie versuchen sich weiterhin zu halten, auch wenn sie einem Kind gar nicht guttun. Gleichzeitig hat auch ein Ritual wie der Einschlafzauber eine hohe Zugkraft bei Kindern. Er ist angenehm, er gibt Geborgenheit und er wirkt beruhigend – die meisten Kinder möchten ihn abends wieder genießen, wenn sie ihn ausprobiert haben. Auch wenn sie erst einmal das Gegenteil behaupten.

Lara will am Abend den Einschlafzauber noch ein zweites Mal

»Noch einmal – dann kann ich bestimmt einschlafen.« So bettelt Lara, nachdem sie den Einschlafzauber sehr genossen hat. Die Mutter tut das einzig Richtige: »Morgen wieder!«, sagt sie. Und weil Lara argumentiert, sie könne ohne einen weiteren Einschlafzauber ganz bestimmt nicht schlafen, fügt sie hinzu: »Dann musst du eben heute eine Weile auf den

Schlaf warten. Morgen probieren wir es wieder. Es klappt jedes Mal ein bisschen schneller. Schauen wir mal, wie lange es bei dir dauert. Zweimal am Abend darf man den Zauber auf keinen Fall machen. Sonst geht er kaputt.«

Lassen Sie sich auf keine Diskussionen und Erklärungen ein.

Milan möchte den Einschlafzauber »erst später«, obschon Schlafenszeit ist und er gähnt

Wie viele Kinder behauptet auch Milan, noch ganz fit zu sein, obwohl er sich schon die Augen reibt und aufgekratzt wirkt, wie immer, wenn er müde ist. Die ersten Abende hat sich seine Mutter darauf eingelassen. »Besser, er kann sich später darauf einlassen, als gar nicht«, hat sie sich gedacht. Aber der Effekt war, dass er eben spät einschlief, wie bisher auch, und morgens weiterhin müde war, ebenfalls wie bisher. Das war ja nicht der eigentliche Zweck des neuen Einschlafrituals.

Also hat sie Milan angeboten, den Einschlafzauber gleich mit ihm zu machen. Es habe sich etwas geändert, sagte sie. Sie habe später keine Zeit mehr, müsse sich künftig abends um die liegengebliebenen Dinge im Haushalt kümmern und um ein paar andere Sachen und könne deshalb später nicht mehr zu ihm kommen. Wolle er den Einschlafzauber unbedingt erst später, müsse er ihn eben selbst durchführen.

Vor diese Alternative gestellt, hat sich Milan dafür entschieden, den Zauber zusammen mit seiner Mutter zu genießen. Milans Mutter ist dadurch fast unbemerkt einer schlechten elterlichen Eigenschaft entkommen: Zu viele Eltern

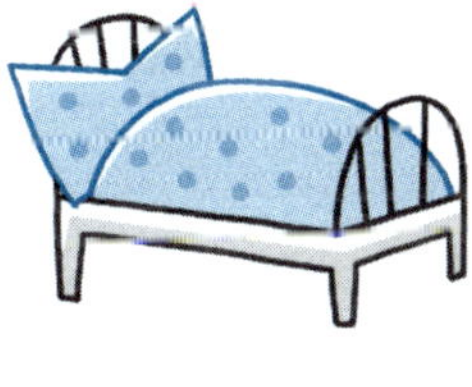

passen heute ihre eigenen Zeitplanungen ihren Kindern an, selbst wenn die schon groß genug sind, um sich den Regeln in ihrer Familie anzupassen. Deshalb fallen Eltern abends oft todmüde ins Bett. Sie sind zu weniger Dingen gekommen als nötig, haben nicht nur tagsüber, sondern auch abends viel Zeit mit den Kindern verbracht. Während diese nun friedlich schlummern, sind die Eltern erledigt.

Generell gilt: Wenn Sie eine bestimmte Zubettgehzeit für Ihr Kind oder Ihre Kinder festgelegt haben, ist das auch die Zeit, zu der beim Gute-Nacht-Sagen der Einschlafzauber stattfindet. Auf keinen Fall später.

Benjamin möchte nur an manchen Abenden Einschlafkünstler sein, an anderen nicht

Das ist akzeptabel, aber unter einer wichtigen Voraussetzung: Wenn Ihr Kind, wie Benjamin, schon Erfahrung mit dem Einschlafzauber hat, können Sie ruhig Pausen machen. Benjamin hat drei Wochen lang jeden Abend trainiert und ist schon ein guter Einschlafkünstler. Er hat das Ritual automatisiert und wird es nicht vergessen, wenn er es einige Tage nicht macht. Es wird nicht lange dauern, bis er es sich wieder wünscht. Und wenn nicht, braucht er es vielleicht gar nicht mehr. Denn gerade bei älteren Kindern machen wir immer wieder die Erfahrung, dass sie nach einiger Zeit auch ohne den Zauber gut einschlafen und dann gerne auf das Ritual verzichten. Benjamin ist schon acht, und obwohl ihm der Einschlafzauber gut geholfen hat, kommt er ihm vielleicht auch ein bisschen lächerlich vor. Benjamin hat den Zauber nun gedanklich in seine Zauberkiste getan, wo er ihn jederzeit wieder herausholen kann.

Bei Kindern, die pausieren, dann aber wieder schlechter einschlafen, sollte der Einschlafzauber aber auf jeden Fall abendliches Ritual bleiben.

Clarissa redet während des Einschlafzaubers ständig über andere Themen

»Willst du den Einschlafzauber, oder willst du ihn nicht?«, fragt ihr Vater, ein resoluter, liebevoller Mann. Clarissa will den Einschlafzauber, unbedingt. Also erzählt er weiter von den Luftballons, bis Clarissa mit der Information herausplatzt, dass sie auf dem Heimweg von der Schule einen Unfall gesehen hat. Ein rotes Auto ist in ein anderes hineingefahren, und das war Schrott. Ihr Vater bricht den Einschlafzauber ab und lässt sich auch nicht mehr erweichen, damit weiterzumachen. »Morgen wieder«, sagt er. »Wenn man nicht richtig mitmacht, funktioniert der Zauber nicht. Stell dir vor, ein Zauberer mischt einen Zaubertrank und passt dabei nicht auf, was er reintut. Kannst du dir vorstellen, was dann alles passieren kann?« Er bleibt hart und hilft Clarissa damit, durch die unangenehme Erfahrung ihre Aufmerksamkeit zu zentrieren. Es gibt noch den ein oder anderen Abbruch, aber nach zwei Wochen schafft sie es, bei der Sache zu bleiben. Das alleine hilft dem Mädchen, abends besser zur Ruhe zu finden. Wie soll man auch einschlafen, wenn alle Bilder und Gedanken des Tages noch durch den Kopf zischen? Clarissas Vater hat mit seiner Strenge zwei Fliegen mit einer Klappe geschlagen: Clarissa lernt, sich besser auf eine Sache zu konzentrieren. Und sie schläft leichter ein.

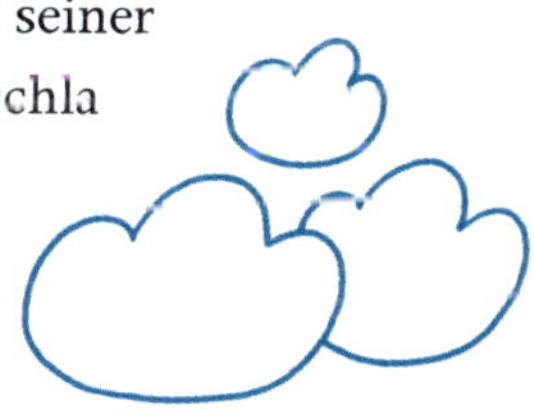

Damit Clarissa trotzdem erzählen kann, was ihr auf der Seele brennt, nehmen sich die beiden vor dem Einschlafzauber ein paar Minuten Zeit, in denen Clarissa erzählen darf, was sie tagsüber erlebt hat und was sie beschäftigt. Das tut sie nun auch. Erstaunlich ist dabei, dass es viel weniger ist als früher. Viele Kleinigkeiten, mit denen sie bisher immer wieder herausgeplatzt war, scheinen nicht mehr so wichtig zu sein. Was sie wirklich beschäftigt, erzählt sie dagegen gerne.

Was noch zu beachten ist

Nicht kritisieren

Fast alle Eltern glauben, ihr Kind nicht zu kritisieren, wenn es von den Dingen berichtet, die ihm am Herzen liegen. Oft kommt Kritik aber durch die Hintertür. Manchmal ist sie als Frage verkleidet. Viele Eltern merken selbst nicht, wie schnell sie sich einmischen.

Häufig betrifft das zum Beispiel die Adressaten der Luftballons. Hier erleben Eltern oft Unerwartetes. Ein paar Beispiele:

- Ein Mensch aus der Familie, der gestorben ist.
- Ein Haustier, das gestorben ist.
- Der oder die Expartner/in, der Ihnen das Leben schwer macht.
- Ein Kindergartenfreund, den wir nicht mögen oder der unserem Kind nicht guttut.

- Ein Filmheld, ein Superstar, Barbie oder Donald Duck.
- Die Tante, die wir nicht mögen.

Nicht alle Eltern fühlen sich wohl damit, wenn Verstorbene angesprochen werden. Oft leiden sie selbst noch unter dem Verlust und finden es schwierig, daran erinnert zu werden. Für Ihr Kind kann aber genau das wichtig sein. An den oder die zu denken, hilft ihm, den Verlust zu verarbeiten, und ist Teil des Trauerprozesses, der nötig ist, damit das Kind seinen Frieden finden kann.

Genauso ist es manchmal schwer zu akzeptieren, dass ein Kind den ersten Luftballon ausgerechnet einer Person widmet, mit der wir Erwachsenen gar nicht zurechtkommen. Dass Ihr Kind jemanden liebt, der Sie vielleicht sehr verletzt hat, gilt es anzunehmen, auch wenn Sie das Gefühl haben, Ihr Kind weiß gar nicht, wie die betreffende Person »wirklich« ist. Lassen Sie Ihrem Kind seine Zuneigung. Sein Bild mag sich mit der Zeit von selbst verändern. Wenn nicht, ist auch das in Ordnung.

Es gilt also: unbedingt raushalten! Einzig Ihr Kind entscheidet, wer die Ballons bekommt.

Nicht analysieren

Erwachsene neigen leicht dazu, Dinge zu analysieren und Erklärungen zu finden. Beim Einschlafzauber ist es wichtig, auch darauf ganz zu verzichten. Ihr Kind atmet seltsam? Sie zeigen ihm, wie es das besser machen kann, und erklären nicht, wo wir die Ursache für sein Atemproblem sehen: Ihr Kind hatte einen schwierigen Tag? Eine schlechte Note in der Schule? Streit mit dem besten Freund? Das Zimmer nicht aufgeräumt und Ärger bekommen? Hingefallen und das Knie aufgeschlagen? Sie dürfen sich Ihren Teil natürlich gerne denken – aber behalten Sie alles für sich. Sie leiten Ihr Kind an, den Atem zu vertiefen oder das zu tun, was nun gerade dran ist.

Auch im Anschluss behalten Sie alle Analysen und Überlegungen bei sich. Das ist wichtig, damit Ihr Kind den Einschlafzauber wirklich ganz unverkrampft erleben kann. So geht es am leichtesten. Sowieso ist ein guter, tiefer Schlaf mit schönen Träumen die beste Kummermedizin! Neben Ihrem Trost im richtigen Moment. Den geben Sie abends durch Ihr Da-Sein, das Streicheln und Ihre Worte.

Der Rhythmus des Kindes ist entscheidend

Vielleicht haben Sie es eilig? Oder Sie denken, Ihr Kind sollte sich für einen Luftballon länger Zeit lassen? Kinder richten sich selten nach den Vorstellungen anderer. Lassen Sie sich überraschen, in welchem Tempo Ihr Kind die verschiedenen Etappen des Einschlafzaubers durchreist.

Es pustet jeden Ballon mit nur zwei Atemzügen auf? Wunderbar, dann geben Sie Gas!

Es braucht für das Einschlafen der Beine viel länger, als während des Aufpustens eines Ballons zur Verfügung steht? Auch gut! Gehen Sie weiter zum Po und den Händen und gehen Sie dazwischen immer wieder zurück zu den Beinen, »die immer bequemer und behaglicher daliegen und vielleicht doch erst nach dem Po einschlafen wollen.« Das dürfen sie natürlich, denn »manchmal, ja, da wollen die Beine erst sehen, wie der Po eingeschlafen ist, bevor sie dann auch einschlafen, und die Füße gleich mit.« Seien Sie selbst gespannt, wie flexibel Sie sein können! Überlassen Sie Ihrem Kind die Regie, was das Tempo angeht. Und wundern Sie sich nicht, wenn es von Mal zu Mal schneller geht. Manche Kinder schicken nach einigen Wochen Training innerhalb von wenigen Sekunden fünf Ballons auf die Reise. Dann sprechen Sie von Beginn an über das Einschlafen der Beine, um nicht ganz den Anschluss zu verlieren: »Die Beine schlafen wahrscheinlich schon ein bisschen. Schlafen sie schon?« In der Regel nicken die Kinder hier, sie haben das Einschlafen der unterschiedlichen Bereiche des Körpers ja in den letzten Wochen mit den Luftballons verknüpft. Dadurch läuft vieles nun schon automatisch und ganz ohne zusätzliche Unterstützung durch Sie. Helfen Sie ganz locker: »Die Hände und der Po, die schlafen vielleicht auch schon, aber der Bauch, der braucht noch ein paar Atemzüge. Wenn der Bauch dann auch eingeschlafen ist, nickst du einfach kurz mit dem Kopf. Prima! Und die Augen, die schlafen bestimmt auch schon, und der Mund, der schlaft jetzt auch langsam ein, der hat ja den Tag über so viel geredet.«

Vertrauen Sie Ihrem Kind. Wenn es sich erst einmal an den Einschlafzauber gewöhnt hat, wird es ihn genau so nutzen, dass er ihm beim Einschlafen optimal hilft. Es wird in seinem eigenen Tempo federleicht in den Schlaf gleiten.

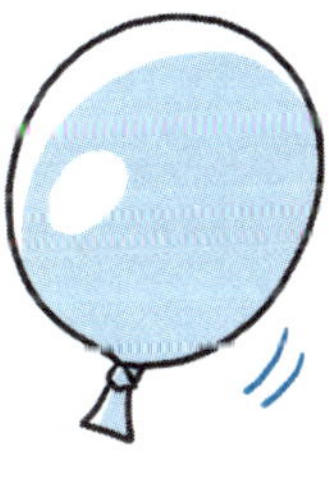

Das Kind wird von jemand anderem ins Bett gebracht

Nicht immer schlafen unsere Kinder mit uns Eltern ein. Mal übernachten sie woanders, mal sind wir nicht zu Hause und der Babysitter bringt die Kinder ins Bett. Wenn sich ein Kind nun aber an den Einschlafzauber gewöhnt hat, wäre es gut, könnte es ihn auch erleben, wenn es ohne uns einschlafen muss. Denn gerade an solchen Abenden sind Kinder oft aufgedreht und brauchen ihr Ritual besonders.

Nehmen Sie sich einige Minuten Zeit, um der Oma, dem Babysitter oder der Mutter der Freundin zu zeigen, wie der Einschlafzauber funktioniert. Sie müssen nicht jedes Detail beschreiben. Es reicht in der Regel, zu zeigen, wie die Stirn gestreichelt wird. Demonstrieren Sie es einfach an der Stirn des Babysitters. Was man am eigenen Leib gespürt hat, kann man sich besser merken. Sprechen Sie von den tiefen Atemzügen, dem dicken Bauch und den Luftballons und dem Einschlafen. Was der Babysitter falsch macht, wird Ihr Kind richtigstellen, während es den Einschlafzauber macht. Kinder können sehr gute Lehrer sein!

Bereiten Sie Ihr Kind ruhig darauf vor: Erklären Sie ihm, es müsse der Babysitterin beim Einschlafzauber ein bisschen helfen und ihr zeigen, wie das geht. Sie habe das bisher noch nie gemacht. Viele Kinder werden zu wahren Experten im Lehren und übernehmen ganz selbstverständlich die Regie. »Jetzt kommen die Luftballons. Der erste ist blau, für Papa … Jetzt schlafen die Füße.« Und so weiter.

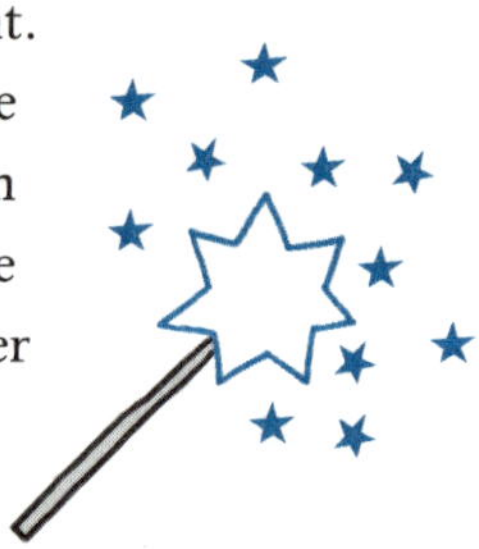

Voraussetzung ist natürlich, dass das Kind den Einschlafzauber schon einige Male genießen durfte. Dann geht es wie am Schnürchen!

Wenn das Kind alleine einschlafen muss

Wenn Kinder den Einschlafzauber schon häufiger genossen haben, können sie auch ausnahmsweise einmal alleine zaubern. Natürlich ist es wichtig, dass sie die einzelnen Schritte kennen. Und wenn sie dann den einen oder anderen vergessen, macht das nichts. In der Regel klappt es trotzdem. Denn es kann ja sein, dass Sie dem Kind einmal selbst nicht beim Einschlafen helfen können, zum Beispiel weil Sie krank sind.

Sie kündigen natürlich an, dass Ihr Kind heute selbst zaubern muss. Zum Beispiel so: »Den Einschlafzauber kannst du schon ganz alleine machen, bevor du einschläfst, damit du leicht und gut schläfst und heute Nacht schöne Träume hast. Wenn du deine Stirn streichelst, machst du das dann mit dieser Hand oder mit der anderen?« Zeigen Sie auf die beiden Hände, jedenfalls bei den Kindern, die links und rechts noch nicht benennen können. Ältere Kinder fragen Sie, ob die rechte oder die linke Hand zaubern möchte.

Diese Frage ist wichtig, auch wenn sie banal klingt und mit dem eigentlichen Zauber gar nichts zu tun hat. Wenn Sie Ihrem Kind sagen: »Du machst den Einschlafzauber heute selbst!«, führt das leicht zu Widerständen. Das ist verständlich. Weil aber Kinder genauso wie Erwachsene gerne eine Wahl haben, geben Sie Ihrem Kind diese Wahl im Zusammenhang mit seinen Händen. Sie stellen es vor eine Pseudoalternative. Sobald Ihr Kind diese Wahl annimmt, und das wird es tun, ist die Frage, ob es selbst zaubert, schon beantwortet! Sie haben ihm auf elegante Weise dabei geholfen, etwas zu schaffen, was es sich vielleicht bisher noch nicht zugetraut hat.

Pseudoalternativen

Wir sprechen von Pseudoalternativen, wenn jemand eine Wahl zwischen Möglichkeiten hat, die alle zum gewünschten Ergebnis führen. Wenn Sie diese Kommunikationstechnik nutzen, ersparen Sie sich und Ihren Kindern viele Streitereien.

Pseudoalternativen sind immer dann das geeignete Kommunikationsmittel, wenn es eigentlich keine Wahl gibt, Sie aber zu erwartenden Widerstand ausbremsen möchten. Vielleicht, wenn Ihr Kind müde ist und sich schon die Augen reibt, aber steif und fest behauptet, es sei noch ganz wach. Klar ist, dass Kinder, die müde sind, schlafen müssen, um am nächsten Tag ausgeruht zu sein. Es gibt also keinen anderen Weg, als das Kind ins Bett zu bringen. Je konfliktfreier das gelingt, umso besser wird Ihr Kind schlafen.

Hier sind einige Beispiele:

- »Willst du jetzt erst den Schlafanzug anziehen und danach die Zähne putzen, oder putzt du jetzt gleich die Zähne und ziehst den Schlafanzug danach an?« – Es geht nicht mehr darum, *dass* Ihr Kind sich bettfertig macht, sondern darum, in welcher Reihenfolge es das tut.

- »Willst du gleich ins Bett gehen oder erst in fünf Minuten?« – Auch hier ist klar: Es geht sehr zeitnah ins Bett. Da Ihr Kind sich entscheiden darf, wird es sich für die fünf Minuten entscheiden. Die Diskussion, dass es aber eigentlich noch gar nicht müde ist und noch spielen will, erübrigt sich.
- »Willst du viel oder wenig Broccoli?« – Klar ist: Der Broccoli wird probiert! Fragen Sie stattdessen ein Kind, das tendenziell wenig Gemüse isst: »Willst du Broccoli?«, werden Sie ein »Nein!« ernten.
- »Willst du gleich die Hausaufgaben machen oder erst Klavier üben?«
- »Bringst du den Müll runter oder räumst du lieber die Spülmaschine aus?«
- »Machst du erst Mathe oder erst Deutsch?«
  Lassen Sie Ihrer Kreativität freien Lauf!

Wenn die Geschwister auch Einschlafkünstler werden möchten

Wer kennt das nicht? Was ein Kind bekommt, wollen die anderen auch. Und so kann es immer wieder dazu kommen, dass Kinder, die eigentlich wunderbar von selbst einschlafen, plötzlich ebenfalls Einschlafkünstler werden möchten.

Warum auch nicht? Wir können das übliche Einschlafritual durch den Einschlafzauber ersetzen. Nach kurzer Zeit dauert er nur wenige Minuten, er ist ein schönes Ritual am Abend, und die Kinder genießen ihn. In der Regel bestehen

Kinder, die auch ohne den Einschlafzauber gut einschlafen können, nicht auf Dauer darauf, sondern werden sich bald wieder ein anderes und vielleicht das bisherige Abendritual zurückwünschen. Sie machen also nichts falsch, wenn Sie die anderen Kinder auch profitieren lassen, selbst wenn diese es gar nicht bräuchten.

3

MIT DEM EINSCHLAFZAUBER DIE ENTWICKLUNG UNTERSTÜTZEN

Es gibt immer wieder Situationen, in denen Kinder schwierige Aufgaben bewältigen müssen. Natürlich möchten Sie ihnen gerne dabei helfen. Der Einschlafzauber kann dabei nützlich sein, ganz leicht und wie nebenbei hilfreiche Impulse zu geben, die Ihren Kindern erleichtern, wichtige Dinge zu lernen oder schwierige Erfahrungen leichter zu verarbeiten. In den folgenden Abschnitten zeige ich anhand einiger Beispiele, wie Sie diese Schritte in den Einschlafzauber integrieren können.

Lassen Sie sich inspirieren. Sicher entstehen bei Ihnen beim Lesen eigene gute Ideen, wie Sie Ihren Kindern vielleicht auch bei anderen Problemen helfen können. Das Vorgehen ist jedes Mal ähnlich.

Wenn Kinder jemanden verloren haben oder jemanden vermissen, der ihnen am Herzen liegt

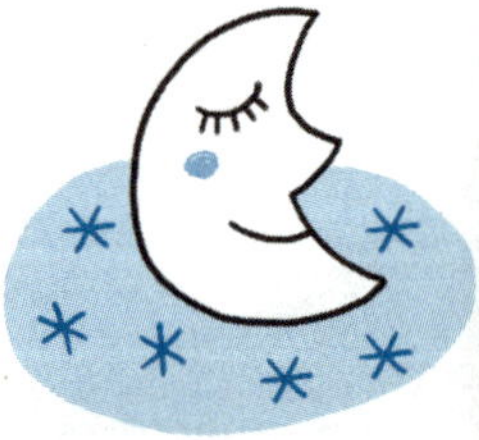

Wenn der Einschlafzauber zur Gewohnheit geworden ist, ist es einfach, ihn zu erweitern und kleine Veränderungen einzuflechten. Dafür reichen meist ein paar gezielt eingefügte Sätze. Mehr braucht es nicht.
Ihr Kind hat gelernt, mit seinen inneren Kräften und mit seiner Vorstellung zu zaubern. So kann es die Erweiterungen spielerisch einbauen.

Jemand ist gestorben

Stellen Sie sich vor, jemand aus der Verwandtschaft oder Nachbarschaft ist gestorben, oder ein Haustier, das in der Familie gelebt hat. Obwohl das Kinder sehr schmerzt, können sie mit Verlusten oft besser umgehen als Erwachsene. Die Voraussetzung für das Gelingen ist, dass sie über ihre Gedanken und Gefühle sprechen können und dass ihre Fragen beantwortet werden. Dazu gehört fast immer die Frage, wie sie mit dem Verstorbenen in ihrem Leben in Verbindung bleiben können. Kinder haben das große Bedürfnis, eine Beziehung zu behalten. Das widerspricht der Art, wie in unserer Kultur mit dem Thema Sterben umgegangen wird. Wir trauern wohl, aber meistens im Verborgenen und auch nicht allzu lange. Schnell wird versucht, den Alltag wieder gut zu bewältigen, und über den oder die Verstorbene/n wird nicht mehr gesprochen. Das führt nicht selten dazu, dass ein Trauerprozess nicht zu Ende gehen kann und sich unerledigte Trauer als Hintergrundgefühl in der Seele einnistet.

Kinder stellen ihre Fragen noch ganz selbstverständlich: Wo ist der Opa jetzt? Kann er mich sehen? Heute Nacht hat er mich besucht. Hast du ihn auch gesehen?

Vor allem aber brauchen Kinder die Möglichkeit, eine Verbindung zu dem Wesen aufrechtzuerhalten, das nicht mehr lebt, sei es ein Mensch oder ein geliebtes Tier. Ihnen das zu ermöglichen ist unsere Aufgabe als Eltern. Je schlechter wir selbst mit dem Verlust zurechtkommen, umso schwerer fällt uns diese Aufgabe. Vielleicht verspüren wir das Bedürfnis, nicht daran zu denken, zu vergessen oder zu verdrängen, und sind dankbar, wenn auch unsere Kinder den Verlust nicht zur Sprache bringen.

Erwachsene können im Umgang mit dem Tod viel von ihren Kindern lernen: neugierig sein, ausprobieren, wie man den Verlorenen am besten im Herzen behalten kann, Trauergefühle und Schmerz zulassen, damit sie vergehen können und schließlich Gefühlen von Dankbarkeit und Verbundenheit Platz machen, wenn die Trauer vorüber ist.

Wenn Ihr Kind jemanden verloren hat, schlagen Sie ruhig selbst vor, dass derjenige einen Luftballon erhält, zum Beispiel so: »Ob sich der … vielleicht auch über einen Luftballon freut? Da oben im Himmel … Dann weiß er, dass du an ihn denkst und ihn lieb hast und ganz mit ihm verbunden bist. Und er schickt dir ganz viel Liebe und gute Gedanken und schöne Träume und ist heute Nacht ganz nah bei dir, weil ihr euch lieb habt …«

Ihr Kind weiß dann: Es ist mit seiner Trauer willkommen. Es darf in Verbindung bleiben. Es darf über den Verlust sprechen. Sie haben ein offenes Ohr und ein offenes Herz dafür. Dann kann es über seinen Verlust gut hinwegkommen.

Jemand ist nicht da und das Kind vermisst ihn

Das kann nach einer Trennung der andere Elternteil sein oder jemand aus der Verwandtschaft, der weit entfernt lebt und nur selten zu Besuch kommt. Es kann aber auch ein Freund sein, der weggezogen ist und den das Kind nun nicht mehr sieht.

Klar, einer der Luftballons fliegt zu ihm! Das können wir vorschlagen, wenn das Kind den ersten Luftballon aufpustet: »Vielleicht schickst du den zu Oma und Opa, damit sie wissen, du denkst an sie und du bist ihnen ganz nah. Und bestimmt spüren sie das und freuen sich über den Luftballon. Dann denken sie ganz fest an dich und haben dich lieb … Und mit dem Luftballon schickst du die schöne Müdigkeit, die dich so ruhig schlafen lässt, damit Oma und Opa auch gut schlafen können heute Nacht.«

Wenn Kinder oft Alpträume haben

Alle Kinder haben Alpträume. Nachts verarbeiten wir die Eindrücke des Tages. In unseren Träumen melden sich wichtige Themen, die unsere Aufmerksamkeit brauchen oder Entwicklungsschritte anzeigen. Die meisten wichtigen Schritte ängstigen erst einmal. Das geht Erwachsenen genauso wie Kindern. Deshalb ist es ganz normal, wenn Kinder hier und da oder auch über einen gewissen Zeitraum hinweg Alpträume haben. Trotzdem kann man ihnen dabei helfen, die damit verbundenen Aufgaben leichter zu bewältigen. Wenn der böse Traum überwunden ist, ist meistens auch die Schwelle überschritten, die den anstehenden Entwicklungsschritt symbolisiert hat.

Dabei ist es gleichgültig, ob das Kind im Außen einen wichtigen Schritt geschafft hat und deshalb die Alpträume aufhören oder ob es im Traum die Hürde überwunden hat und somit bereit ist, den Schritt im Außen zu gehen. Konkret bedeutet das: Wenn sich ein Kind im Traum einer Gefahr stellen und sie überwinden kann, entwickelt es sich dadurch und kommt im Alltag besser zurecht. Es traut sich etwas zu, das es sich vorher nicht zugetraut hat, es schafft etwas, woran es bisher gescheitert ist.

Wenn Sie Ihrem Kind also helfen, einen Alptraum gut ausgehen zu lassen, unterstützen Sie äußere Entwicklungsschritte, die durch diesen Traum symbolisiert und gespiegelt wurden. Und das, ohne dass sich Ihr Kind dabei bewusst anstrengen muss. Das geflügelte Wort, dass man manche Probleme im Schlaf löst, hat hier seinen Ursprung.

Dazu knüpfen Sie beim Einschlafzauber in dem Moment an, in dem die Luftballons ins Traumland fliegen. Nun schicken sie nicht nur gute Träume zurück, sondern es darf noch mehr passieren: »Wenn die Luftballons nun ins Traumland fliegen, schicken sie dir gute Träume. Und die bösen Träume werden verändert, durch Luftballonzauber. Ja, die verändern sich, die enden plötzlich ganz anders. Vielleicht überrascht dich das selbst, und wenn du sie noch einmal träumst, zum letzten Mal, dann wirst du dich wundern, dass sie anders sind als bisher und gut ausgehen. Ist das nicht ein schönes Gefühl, zu wissen, dass die bösen Träume anderen schönen Träumen Platz machen werden, in denen du dich wohl fühlst und stark und frei, stärker und freier als bisher?«

Wenn ein Verstorbener einen Luftballon bekommt, können wir das auch nutzen, um dem Kind weitere hilfreiche Bilder an die Hand zu geben: »Die Oma hilft dabei, die bösen Träume gut zu machen, denn die ist so alt geworden, die weiß genau, wie das geht, Träume so zu verändern, dass sie gut ausgehen und schön werden und dir helfen beim Großwerden, weil du ja noch ganz viel lernen kannst. Jeden Tag kannst du was Neues lernen und ein bisschen größer werden, genauso, wie es gut ist. Und die Oma im Himmel schaut dir dabei zu und freut sich über dich.«

Wenn Kinder schlecht durchschlafen

Nicht immer sind es seelische Ursachen, die ein Kind schlecht schlafen lassen. Ganz banale Gründe können dazu führen, dass der nächtliche Schlaf unterbrochen wird.

Manche Kinder wachen auf, weil sie nachts auf die Toilette gehen müssen. In diesem Fall ist es gut, dass sie wach werden, und das Problem kann dadurch gelöst werden, dass man dem Kind dabei hilft, über den Tag hinweg so viel zu trinken, dass es abends weniger braucht. Das Kind in der Stunde vor dem Schlafengehen nichts mehr trinken zu lassen und vor dem Einschlafen noch einmal zur Toilette zu schicken, kann Abhilfe schaffen.

Ein zu warmes Raumklima kann den Schlaf ebenfalls stören. Im Winter reicht eine Raumtemperatur von 18 °C im Kinderschlafzimmer vollkommen aus. Meinen Sie es beim Heizen nicht zu gut! Kühle Atemluft erleichtert das Durchschlafen auch schon bei Kindern.

Am häufigsten sind Durchschlafstörungen durch Gewohnheiten geprägt. Menschen lernen durch Erfolg und Irrtum. Natürlich wünschen sich eigentlich alle Menschen nachts einen erholsamen und guten Schlaf. Das dürfte auch den meisten Kindern so gehen. Es gibt aber im Leben jedes Kindes Phasen, in denen es nachts aufwacht. Während der ersten Lebensmonate bekommt es nachts Hunger und braucht Nahrung. Später zahnt es und wacht auf, weil es Schmerzen hat. Dann macht es diverse Krankheiten durch und ist nachts wach, weil das Fieber steigt oder weil es husten muss. Natürlich kümmern Sie sich in sol-

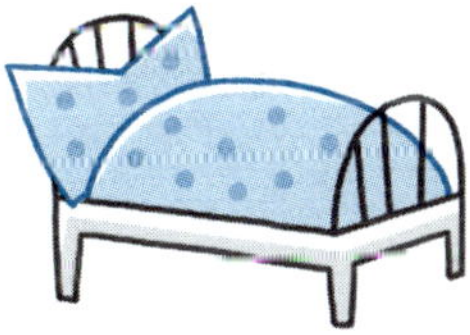

chen Situationen um Ihr Kind, versorgen oder trösten es. Kleinere Kinder tragen Sie vielleicht eine Weile in der Wohnung herum, bis sie nicht mehr weinen, größere dürfen, wenn sie krank sind, vielleicht manchmal ins Elternbett.

Das ist völlig in Ordnung. Wenn es aber mehrere Tage hintereinander geschieht, kann bereits eine Gewohnheit entstehen. Nachts aufwachen, ins Elternbett wandern, sich dort ankuscheln und wieder einschlafen hat sich eingeprägt. So kann es sein, dass ein Kind, das von der Grippe genesen ist, weiterhin aufwacht, im Halbschlaf zum Elternbett wandert und es sich dort gemütlich machen möchte. Es kann sogar sein, dass es ihm erst einmal nicht gelingt, in seinem eigenen Bett schnell wieder einzuschlafen.

Seien Sie konsequent. Sind die Erkrankung und somit der Anlass für das nächtliche Aufwachen vorbei, dürfen Sie das Aufwachen auf keinen Fall auf irgendeine Weise unterstützen. Es soll nicht angenehm sein, sondern für das Kind störend. Steht es nun wieder vor dem Elternbett, schicken Sie es sehr bestimmt zurück in sein eigenes Bett, ohne es zu begleiten. Kommt es noch einmal, tun Sie das Gleiche. Wenn Sie hier nachgeben, und sei es nur, weil Sie selbst zu müde sind, um sich auseinanderzusetzen, üben Sie mit Ihrem Kind ein Verhalten ein, das dazu führt, dass es immer selbstverständlicher nachts aufwacht. Nicht, weil es das will – sondern weil dieses Verhalten unabsichtlich verstärkt und somit automatisiert wird. Je länger das andauert, umso länger braucht es auch, das Verhalten wieder zu ändern. Sind Sie von Anfang an konsequent, schläft Ihr Kind in der Regel nach zwei bis drei Nächten wieder durch.

Daneben kann es Phasen im Leben eines Kindes geben, in

denen es schlecht durchschlafen kann. Nicht immer verstehen wir die Gründe. Wissen Sie, was Ihr Kind umtreibt, können Sie direkt darauf eingehen, wenn Sie ihm mit dem Einschlafzauber helfen, in den Schlaf zu finden. Wenn die Luftballons fortgeflogen sind, können Sie zum Beispiel Folgendes sagen: »Warte mal ab, ob heute Nacht nicht noch etwas anderes passiert. Vielleicht findest du im Schlaf eine Lösung für dein Problem und weißt morgen beim Aufwachen ganz plötzlich, was du tun kannst.« Wenn Ihr Kind unter einer Situation leidet, könnte der Satz auch lauten: »Vielleicht wachst du morgen früh auf, und ganz plötzlich geht es dir schon viel besser.«

Je genauer Sie das Problem Ihres Kindes kennen, umso konkreter dürfen Sie sein. Wenn Sie es nicht genau wissen oder nur zu ahnen meinen, bleiben Sie allgemein. Sprechen Sie vom »Problem« oder dem »blöden Gefühl« oder den »Sorgen«, je nachdem, was Sie bei Ihrem Kind beobachtet haben.

Eine Alternative bezieht sich ganz auf die kindliche Vorstellungskraft, unabhängig vom Auslöser des nächtlichen Aufwachens: »Und irgendwo in deinem Kopf ist dieser Schalter, den du auf Wach oder auf Schlafen stellen kannst. In der letzten Zeit hat der sich nachts ja manchmal umgestellt: auf Wach anstatt auf Schlafen. Schau jetzt mal genau nach und stell ihn richtig. Stell ihn auf Schlafen für die ganze Nacht, wie man den Wecker stellt. Und erst morgen um sieben stellt er sich wieder um und weckt dich, und ein neuer Tag hat begonnen.«

Wenn Ihr Kind hochsensibel ist

Hochsensible Kinder können von Geburt an Reize weniger filtern. Sie nehmen intensiver wahr und es fällt ihnen häufig schwer, alles zu verarbeiten, was sie tagtäglich aufnehmen müssen. Ihre weite Wahrnehmung ist eine Gabe, bedeutet in unserer Welt voller Reize aber oft hohen Stress. Diese Kinder tun sich grundsätzlich schwerer, abends abzuschalten. Vieles aus dem Tag ist noch gar nicht verarbeitet, und so sind es häufig genau diese Kinder, die den Einschlafzauber am dringendsten brauchen. Manchmal arbeitet das Gehirn aber nachts noch weiter. Dann kann es dazu kommen, dass sie nachts wach werden – ähnlich wie wir Erwachsene, wenn wir zu viel Stress oder zu viele Sorgen haben. Die ersten Stunden schlafen wir gut. Sobald dann aber das erste Schlafbedürfnis befriedigt ist und der Schlaf etwas weniger tief, reißen uns die unterschwelligen Aktivitäten des Geistes aus dem Schlaf.

Deshalb haben hochsensible Kinder besondere Bedürfnisse. Sie profitieren von einem gut strukturierten Tagesablauf, einem überschaubar geordneten Kinderzimmer und zusätzlichen Ruhephasen im Tagesablauf. Damit meine ich nicht nur Phasen, in denen die Kinder nichts tun *müssen*. Ruhe darf wörtlich verstanden werden. In diesen Zeiten sollten die Kinder in einer Umgebung sein, in der sie keinen intensiven Reizen ausgesetzt sind. Eine Vorlesestunde, ein Buch zum Selbstlesen, ein Puzzle, eine Schmusestunde nach dem Mittagessen eignen sich dafür ideal. Das hilft dem Geist, auch zwischendrin mal zur Ruhe zu kommen, damit nicht alles, was über den Tag nicht verarbeitet werden konnte, in der Nacht für Unruhe sorgt. Dass gerade für diese Kinder Medienkonsum sehr stark begrenzt werden sollte, versteht sich von selbst.

Wenn Sie Ihrem hochsensiblen Kind beibringen, ein Einschlafkünstler zu werden, wundern Sie sich vielleicht, wie schnell es lernt, die Veränderungen im Körper zu spüren, die mit zunehmender Entspannung eintreten. Es hat eine Begabung dafür. Nutzen Sie das, um ihm positive Suggestionen für die Nacht mitzugeben, wenn die Luftballons fortgeflogen sind und ein Teil des Körpers schon eingeschlafen ist: »Und im Traumland sind alle Sachen, die dich heute beschäftigt haben, ganz weit weg und ganz egal. Die kümmern dich gar nicht. Dein Kopf fühlt sich ganz ruhig und friedlich an. Die Ohren, die den ganzen Tag so viel gehört haben, ruhen sich aus. Die Augen, die so viele Bilder gesehen haben, ruhen sich aus. Die Nase, die so viel gerochen hat, ruht sich auch aus. Würdest du an einem Misthaufen vorbeikommen, würde sie es nicht einmal riechen! Und deine Haut, die so viel gespürt hat, die ruht sich ebenfalls aus. Du wirst dich wundern, wie friedlich du schlafen kannst! Tief und fest, bis morgen früh. Und wenn du morgen früh aufwachst, kannst du dich frisch und erholt fühlen und bereit für einen tollen Tag.«

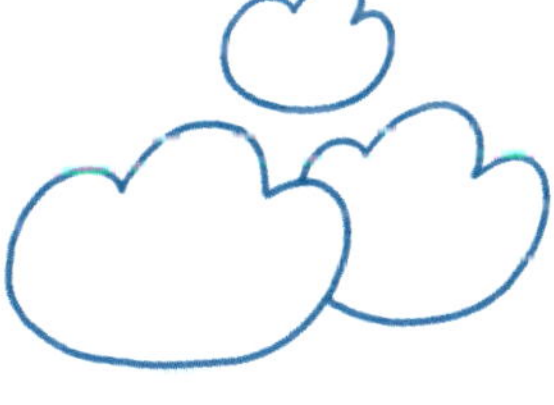

Wenn sich Kinder in der Schule schwertun

Wenn ein Kind in der Schule Schwierigkeiten hat, ist nichts wichtiger, als ihm Vertrauen zurückzugeben: Vertrauen in seine eigenen Fähigkeiten, in seine Begabungen, genauso wie in seine Möglichkeiten, das Blatt aus eigener Kraft zu wenden.

Bitte achten Sie darauf, nicht nur abends beim Einschlafen Hilfreiches dazu zu sagen, sondern tun Sie das auch dann, wenn Ihr Kind aus der Schule kommt, eine schlechte Note mit nach Hause bringt oder sich bei den Hausaufgaben quält. Denn manchmal sagen wir ganz unbewusst und unabsichtlich Dinge, die das Kind darin bestärken, etwas nicht zu können, dumm zu sein oder einfach unbegabt für ein bestimmtes Fach. Das ist nicht gut. Solche Schlussfolgerungen können zu sich selbst erfüllenden Prophezeiungen werden, die das Kind dann wie hochwirksame Autosuggestionen lenken.

Auch unabhängig vom Einschlafzauber gibt es ein paar Dinge, die Sie nicht sagen sollten:

»In der Hauptschule ist es auch schön.« Das bedeutet für Ihr Kind, dass Sie es mit Sicherheit dort sehen und dass Sie ihm nicht zutrauen, einen anderen Weg zu gehen. Besser wäre: »Wir schauen mal, wie es sich in der nächsten Zeit entwickelt. Es gibt verschiedene gute Schulen, und vielleicht ist es gar nicht so wichtig, auf welche du zuerst gehen wirst. Aber ich bin ganz sicher, dass du noch mehr kannst. Lass uns mal überlegen, wie wir dir dabei helfen können, leichter zu lernen. Manchmal braucht man eine Weile, bis man ver-

standen hat, wie Mathe funktioniert. Irgendwann hat man es verstanden, und dann geht es plötzlich ganz leicht, und alle wundern sich.«

»Du bist nicht dumm. Das weiß ich.« Das Wort »dumm« bleibt beim Kind in der Regel hängen. Die Verneinung wird ganz leicht überhört. Besser ist es, Worte zu verwenden, die stärken: »Ich weiß, dass du schlau bist. Wir schaffen das zusammen. Hab Vertrauen.« Und warum nicht ein Beispiel erzählen von jemandem, der auch zuerst Schwierigkeiten hatte, letztendlich aber sehr erfolgreich war? Einstein zum Beispiel, der ist ja mal sitzengeblieben, oder? Später wurde er einer der berühmtesten Forscher aller Zeiten. Churchill war in der Schule auch nicht gut und ist später Staatschef geworden. Wer hätte das damals gedacht? Vielleicht gibt es sogar jemanden in Ihrer Familie, der in der Grundschule schlechte Zensuren hatte und dann eine tolle Entwicklung hingelegt hat? Scheuen Sie sich nicht, zuzugeben, dass Sie auch mal eine Fünf oder Sechs geschrieben haben. Das ist für Ihre Kinder eine unglaubliche Entlastung und hilft ihnen, daran zu glauben, dass sie die aktuellen Hindernisse überwinden können. Unser großer Vorteil ist ja, dass unsere Kinder uns als Beispiel nehmen: »Wenn Mama oder Papa trotz einer Fünf in Mathe so kluge Erwachsene geworden sind und einen guten Job haben, dann schaffe ich das auch!«

Wenn Sie abends den Einschlafzauber mit Ihrem Kind durchführen, greifen Sie das Thema wieder auf. An dem Punkt, an dem die Luftballons weggeflogen sind und aus dem Traumland schöne Träume geschickt haben, sagen Sie: »Jetzt sei mal ganz neugierig, denn vielleicht passiert heute Nacht noch etwas Besonderes. Vielleicht lernst du im Schlaf, und die vielen Buchstaben, die beim Lesen manchmal so durcheinandergeraten, sortieren sich und stellen sich in die richtige Reihenfolge. Das passiert einfach, während du tief schläfst. Da sortieren sich die Buchstaben in deinem Kopf zu ganzen Wörtern, die du morgen in der Schule mühelos lesen kannst, weil alles viel klarer und sortierter ist.«

Oder: »Jetzt sei mal neugierig, denn vielleicht passiert heute Nacht noch etwas Besonderes: Vielleicht lernst du im Schlaf, und die vielen Zahlen, die beim Rechnen so durcheinander sind, die sortieren sich im Schlaf, die werden ganz klar und du weißt plötzlich ganz genau, wie die zusammenhängen und wie du rechnen kannst, damit du die richtige Zahl herausfindest, wenn es etwas zu rechnen gibt. Das wird plötzlich viel leichter gehen als jemals zuvor.«

Lassen Sie Ihre Fantasie spielen! Erzählen Sie einfach ein bisschen drauflos, was passiert, wenn das Problem gelöst ist. Schildern Sie, wie stolz und froh Sie sich Ihr Kind dann vorstellen, und was Sie tun, wenn die erste Klassenarbeit viel besser ist als erwartet.

Wenn Ihr Kind krank ist

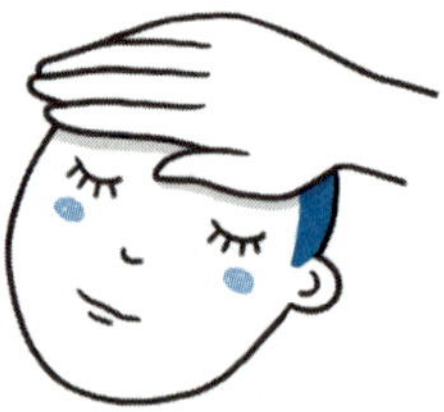

Manchmal wünschen wir uns, unser Kind bei der Bewältigung von Krankheiten noch mehr unterstützen zu können.

Vielfältige Erfahrungen aus der Hypnosetherapie zeigen uns, dass gerade Kinder besonders gut auf heilsame Suggestionen reagieren. Voraussetzung für eine optimale Wirksamkeit ist ein Trancezustand. Da genau dieser Zustand während des Einschlafzaubers ganz natürlich entsteht, bietet es sich an, ihn dafür zu nutzen, Kindern Vorstellungen und Gewissheiten an die Hand zu geben, die ihnen helfen, sich wohler zu fühlen und gesund zu werden, oder mit einer Krankheit, die sie akzeptieren müssen, besser umzugehen. Dabei rate ich zu unterscheiden, ob es sich um eine akute Krankheit handelt, wie zum Beispiel eine Erkältung oder die Windpocken, oder um eine chronische oder gar unheilbare Krankheit.

Ihr Kind ist akut erkrankt

Bei akuten Krankheiten kommt es vor allem darauf an, das Immunsystem zu stärken und ihm dabei zu helfen, die Krankheitserreger zu bekämpfen. Dazu können wir Kinder ermutigen und ihnen vielleicht sogar Bilder an die Hand geben, die ihnen Spaß machen und das Gesundwerden beschleunigen können. Innere Überzeugungen und Bilder haben Heilkraft. Das bestätigen inzwischen zahlreiche wissenschaftliche Veröffentlichungen.

Gegen Ende des Einschlafzaubers ist der Trancezustand Ihres Kindes am tiefsten. Nun kann es Suggestionen am leichtesten annehmen. Innere Bilder fallen auf besonders fruchtbaren Boden und wirken stark auf das Unterbewusstsein.

Vielleicht ist gerade der letzte Luftballon losgeflogen? Hier setzen Sie nun an: »Während die Luftballons nun ins Traumland fliegen und dir schöne Träume für die Nacht schicken, kann noch etwas anderes passieren. Die Träume helfen deinem Körper dabei, die Körperpolizei noch stärker zu machen. Während du heute Nacht schläfst, und vielleicht ganz ohne dass du es merkst, saust die Körperpolizei mit Blaulicht durch deinen Körper und erledigt all die Krankheitserreger / Bazillen / Windpocken« – je nachdem, wie das Kind selbst über die Krankheitserreger spricht –, »und wenn du morgen aufwachst, bist du schon viel gesünder und stärker, und dein Körper wird wieder ganz gesund. Die Körperpolizei ist stark und hilft dir dabei.«

Wenn das Kind eine chronische oder unheilbare Krankheit hat

Auch Kinder können unter chronischen Krankheiten leiden. Auch dann ist es gut, ihnen dabei zu helfen, damit besser zurechtzukommen. Denken wir an Diabetes, eine Behinderung, eine degenerative Krankheit: Es gibt vieles, was schon kleinen Menschen das Leben schwerer machen kann. In den Suggestionen, die wir einem chronisch kranken Kind anbieten, geht es in erster Linie nicht darum, Heilung zu bewirken, außer, es handelt sich um eine Krankheit, die heilbar ist, selbst wenn das schwierig erscheint und nicht immer klappt. In diesem Fall richten Sie sich nach den Vorschlägen im letzten Abschnitt und schmücken sie passend aus.

Wenn die Krankheit nicht heilbar ist, können Sie an gleicher Stelle des Einschlafzaubers dazu beitragen, dass das Kind damit besser klarkommt: »Während die Luftballons ins Traumland fliegen und dir schöne Träume für die Nacht schicken, kann noch etwas anderes passieren. Denn sie schicken dir auch ganz viel Kraft aus dem Himmel, und die Träume geben dir ganz viel Kraft für die Nacht und auch für morgen, für den ganzen Tag. Sodass du frisch und erholt aufwachen kannst und ganz viel Freude spürst in deinem Körper und in deinem Herzen und dich freust auf den Tag. Dann kann manches viel leichter gehen, als du das gewohnt bist, weil du so voller guter Energie bist und voller Freude und voller Lebendigkeit.«

Das ist ganz einfach, und trotzdem wundern wir Therapeuten uns immer wieder, wie viel gerade solch einfache Suggestionen bei unseren kleinen Patienten bewirken können.

4

EINSCHLAF-ZAUBER FÜR KLEINERE

Babys und Kinder bis zwei Jahre

Auch ganz kleine Kinder tun sich manchmal mit dem Einschlafen schwer. Warum sollten nicht auch sie ein bisschen zaubern?

Gerade Eltern von Babys klagen oft darüber, dass ihre Kinder sehr lange zum Einschlafen brauchen. Oft liegen sie ein bis zwei Stunden neben dem Baby, bis es endlich in den Schlaf gefunden hat, oder sie tragen es lange herum, bis es endlich ruhig genug ist, um einzuschlafen. Manche Eltern fahren sogar mit dem Auto durch die Gegend, weil ihr Baby dabei am besten einschläft. Es stimmt: Manche Babys tun sich mit dem Schlafen schwerer als andere. Das ist besonders dann der Fall, wenn sie unter Verdauungsbeschwerden leiden, Schmerzen haben und deshalb Schwierigkeiten, sich zu entspannen – die Grundvoraussetzung für das Einschlafen. Wenn Ihr Kind nach einer kurzen Zeit des Schlummerns von einer Kolik geweckt wird, kann es lange dauern, bis es erneut einschläft.

Klar ist in diesem Fall, dass wir uns erst einmal darum kümmern müssen, dass es dem kleinen Bäuchlein besser geht. Wenn ein Kind Koliken hat, kann auch der schönste Einschlafzauber das Problem nicht lösen. Hier ist die Hilfe eines Kinderarztes gefragt. Oft weiß auch die Hebamme oder eine Heilpraktikerin guten Rat.

Daneben quälen sich aber auch viele Eltern kerngesunder Babys mit dem Einschlafen. Bevor Sie nun verzweifelt den Einschlafzauber anwenden und vielleicht auch damit nicht viel Erfolg haben, achten Sie gut darauf, wie müde Ihr Kind wirklich ist, wenn Sie es ins Bettchen legen wollen.

Viele Eltern haben das Bedürfnis, schon bei Babys feste Schlafenszeiten festzulegen. Viele Bücher über Säuglingspflege raten dazu. Gegen einen klaren Rhythmus spricht eigentlich nichts. Viele Kinder profitieren davon sehr. Aber nicht alle Kinder brauchen ihn.

Gleichzeitig gehen manche Eltern von einem viel zu großen Schlafbedürfnis ihres Babys aus. Im Schnitt schläft ein Neugeborenes 18 Stunden am Tag. Diese Zeit reduziert sich innerhalb der ersten Lebenswochen sehr schnell. Gleichzeitig gibt es Babys, die schon neugeboren nur 12 bis 14 Stunden Schlaf brauchen. Auch bei ihnen nimmt das Schlafbedürfnis schnell weiter ab.

Wenn ein einjähriges Kind mit einem biologischen Schlafbedürfnis von zehn Stunden nachmittags zwei Stunden schläft, bleiben für die Nacht noch acht Stunden übrig. Wenn Sie so ein Kind abends um sieben ins Bett legen und erwarten, dass es gleich einschläft und bis sechs Uhr morgens durchschläft, ist das ein zweckloses Unterfangen. Auch der Einschlafzauber kann gegen die Biologie nichts ausrichten. Das Kind ist einfach noch nicht müde. Biologisch gesehen wäre es in Ordnung, es bis Mitternacht aufbleiben zu lassen, damit es dann bis acht Uhr morgens schlafen kann. Was in vielen mediterranen Gegenden Usus ist, ist für die meisten Eltern in den gemäßigten Breitengraden nicht vorstellbar.

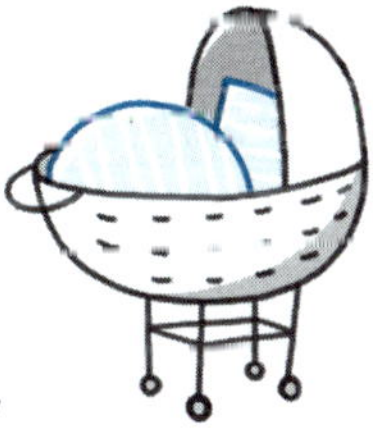

Nichts spricht dagegen, einen Wenigschläfer abends um acht ins Bett zu bringen. Passen Sie aber Ihre Erwartungen dem Biorhythmus Ihres Kindes an: Entweder verzichten Sie dann auf den Mittagsschlaf, oder Sie müssen damit rechnen, dass Ihr Sprössling morgens um vier an Ihrem Bett steht und Sie aus den Federn holt.

Wenn Ihr Kind zur Insbettgehzeit immer lange zum Einschlafen braucht, achten Sie bitte aufmerksam darauf, wie müde es wirklich ist. Müde Kinder gähnen herzhaft und sind oft quengelig. Dass ein Kind quengelig ist, ist aber alleine noch kein Indikator für Müdigkeit. Manche Kinder werden weinerlich, wenn ihnen langweilig ist, und nicht, weil sie müde werden. Seien Sie offen, die Signale Ihres Kindes vielleicht auch einmal anders zu deuten als bisher, oder verkürzen Sie den Mittagsschlaf Ihres Kindes, wenn es abends viel länger wach ist, als Sie das möchten. Sie können Ihr Kind ruhig aufwecken, wenn es nachmittags eine halbe Stunde geschlafen hat. In der Regel ist es dann noch ein bisschen müde, aber nach einer weiteren halben Stunde wieder fit. Dafür kann es abends viel leichter in den Schlaf finden. Nach einigen Tagen hat es die Umstellung geschafft, und vielleicht brauchen Sie gar keinen Einschlafzauber mehr.

Auch der Schlafplatz sollte richtig gewählt sein. Gilt für ältere Kinder, dass es zum Einschlafen ruhig sein sollte, brauchen gerade die ganz Kleinen bis etwa zum vierten Lebensmonat die Gewissheit, dass jemand in ihrer Nähe ist. Das ist der Grund, warum sie häufig bei Besuch mitten im Trubel selig schlummern, während sie abends im Bettchen nicht zur Ruhe kommen. Es gilt für die ersten Lebensmonate: Das Baby sollte die Eltern hören, oder die Eltern und ihre Gäste, oder ihre Geschwister, die vielleicht noch spielen dürfen. Sie dürfen hören, wie das Radio läuft und wie sich die anderen Familienmitglieder in der Wohnung bewegen. Wenn das Kind also in seinem Zimmer oder im Elternschlafzimmer sein Bettchen hat, lassen Sie die Tür geöffnet, damit Ihr Kind Sie hören kann. Wenn es ganz still ist, kann es Angst bekommen und deshalb nicht einschlafen oder aus einem leichten Schlaf wieder aufwachen.

Erst ab dem fünften Monat schläft ein Baby besser dann ein, wenn es im Schlafzimmer still ist. Es beginnt nun, sich aktiver für seine Umgebung zu interessieren und daran teilhaben zu wollen. Hört es die Geschwister jetzt spielen, will es wissen, was da passiert, und hält sich durch sein Interesse vom Einschlafen ab.

Babys, die von ihren Müttern gestillt werden, tun sich aber oft noch aus einem ganz anderen Grund mit dem Schlafen schwer. Das betrifft nicht das Einschlafen. Da sind sie satt. Schlafen diese Babys aber im gleichen Zimmer wie ihre Eltern, wachen sie in leichten Schlafphasen oft deshalb auf, weil sie die Milch der Mutter riechen und dann Appetit bekommen. Eine Hebamme berichtete mir einmal, Babys seien in der Lage, Muttermilch auf eine Entfernung von sieben Metern zu erschnuppern! Da Babys etwa ab ihrem siebten Lebensmonat in der Lage sind, nachts ohne Nahrung auszukommen, sollten Sie sich, wenn Sie Ihr Kind noch stillen, gut überlegen, ob es nicht in sein eigenes Zimmer umziehen sollte. Dort wird es nachts nicht von dem wundervollen Milchduft geweckt und lernt das Durchschlafen leichter.

Einschlafzauber für die Kleinsten ganz praktisch

Sie haben alles bedacht. Ihr Kind ist müde. Es braucht aber trotzdem lange, um zur Ruhe zu kommen. Nutzen Sie nun den Einschlafzauber in reduzierter Form. Weil Ihr Kind zu klein ist, um sich auf die vielen bunten Vorstellungen einzulassen, nutzen Sie die körperlichen Bausteine des Einschlafzaubers sowie die Magie Ihrer Stimme.

Gemeinsam atmen

Passen Sie Ihren eigenen Atemrhythmus dem Ihres Kindes an und atmen Sie etwa eine Minute lang gemeinsam. Das schafft eine Verbindung zwischen Ihnen. Wenn Sie das Gefühl haben, Ihr Kind atmet unruhig, können Sie nun Ihren eigenen Atemrhythmus ein klein wenig ruhiger und gleichmäßiger werden lassen und darauf achten, ob Ihr Kind Ihnen dabei folgt. Je geringer die Veränderungen, umso leichter geschieht das. Gedulden Sie sich, nehmen Sie sich einige Abende Zeit, an denen Sie das immer wieder üben. Nachdem Sie eine Zeitlang zusammen geatmet haben, geht es auf die zweite Etappe.

Die Zauberlinie streicheln

Das tun Sie am besten ganz sanft. Die zarte Haut Ihres Lieblings ist ja noch ganz sensibel. Streicheln Sie langsam von der Nasenwurzel bis zum Scheitel. Wenn Sie Ihr Kind aufmerksam dabei beobachten, können Sie erkennen, welche Geschwindigkeit für Ihr Kind die passende ist: Es entspannt sich dann nämlich.

Singen

Ja, singen Sie Ihrem Kind etwas vor! Vielleicht halten Sie sich für unmusikalisch oder kennen kein Schlaflied mehr? Egal – lernen Sie eins! Sie brauchen es nicht künstlerisch korrekt zu interpretieren. Es ist nicht einmal notwendig, dass Sie die Töne richtig treffen. Wichtig sind vor allem der Rhythmus und der Text, den das Kind jeden Abend wiedererkennen kann. Sie können entweder mehrere Lieder hintereinander singen, dann am besten immer in der gleichen Reihenfolge. Oder aber Sie bleiben bei einem und wiederholen es ein paarmal. Es braucht keine Abwechslung. Im Gegenteil: Je vertrauter, umso leichter wird das Lied mit der einsetzenden Ruhe und dem beginnenden Dösen verknüpft.

Das Hören vorgesungener Lieder fördert bei Kindern die Entwicklung des Sprachzentrums im Gehirn, fördert sprachliches Lernen und die Musikalität. Sie erzielen also durch das Vorsingen noch einen weiteren Effekt. Trauen Sie sich, singen Sie, während Sie weiter die Zauberlinie auf der Stirn streicheln, vielleicht nach und nach langsamer werdend.

Schlaf, Kindchen, schlaf

Schlaf, Kindchen, schlaf,
dein Vater hüt' die Schaf,
die Mutter schüttelt's Bäumelein,
da fällt herab ein Träumelein,
schlaf, Kindchen, schlaf.

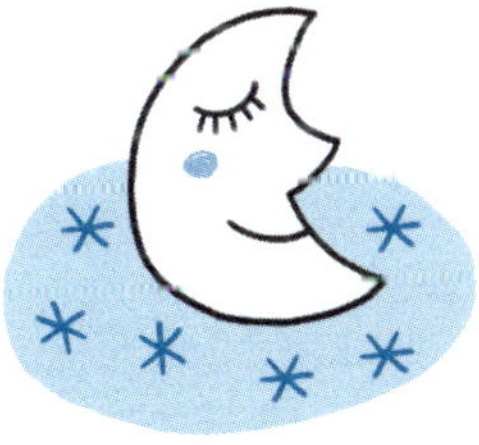

Weißt du, wie viel Sternlein stehen

Weißt du, wie viel Sternlein stehen
an dem blauen Himmelszelt?
Weißt du, wie viel Wolken gehen
weithin über alle Welt?
Gott der Herr hat sie gezählet,
dass ihm auch ja keines fehlet
an der ganzen großen Zahl,
an der ganzen großen Zahl.

Guten Abend, gut' Nacht

Guten Abend, gut' Nacht,
mit Rosen bedacht,
mit Näglein besteckt,
schlupf unter die Deck'.
Morgen früh, wenn Gott will,
wirst du wieder geweckt.
Morgen früh, wenn Gott will,
wirst du wieder geweckt.

Der Mond ist aufgegangen

Der Mond ist aufgegangen,
die goldnen Sternlein prangen
am Himmel hell und klar.
Der Wald steht schwarz und schweiget
und aus den Wiesen steiget
der weiße Nebel wunderbar.

Augenbrauen streicheln

Kleinen Kindern kann man nicht sagen, dass sie die Augen schließen sollen. Damit Ihrem Kind das gelingt, unterstützen Sie es dabei, indem Sie nach einer Weile, am besten, während Sie noch singen, sanft beide Augenbrauen von innen nach außen streicheln. Wenn Sie das mit der ganzen flachen Hand tun, schließen sich die kleinen Augen meist von selbst.

Gute Nacht sagen

Wenn Sie den Eindruck haben, Ihr Kind ist etwas ruhiger geworden, wenn das letzte Schlaflied gesungen ist, wünschen Sie ihm gute Nacht. Sie können ihm einen Kuss geben, es noch einmal zudecken, so wie Sie das auch bisher schon getan haben. Dann gehen Sie leise aus dem Zimmer – auch wenn Ihr Kind noch nicht eingeschlafen ist. Das ist wichtig, damit sich die Kleinen gleich daran gewöhnen, dass der Einschlafzauber eine bestimmte Dauer hat und nicht unendlich in die Länge gezogen werden kann, wenn es das möchte. Im Bespiel von Leo finden Sie Anregungen, wie Sie den Abschied gestalten können, wenn Ihr Kind möchte, dass Sie noch länger bleiben.

Wenn Ihr Baby während der Nacht aufwacht, reicht es dann in der Regel, die Zauberlinie auf der Stirn zu streicheln, damit es schnell wieder einschläft.

Einschlafzauber für Kinder zwischen zwei und drei Jahren

Wenn Ihr Kind zwei geworden ist, können Sie beginnen, von den Luftballons zu erzählen. Wenn Ihr Kind den Einschlafzauber schon kennt, weil Sie früher damit angefangen haben, singen Sie ruhig erst einmal eins der Lieder, die Sie bisher schon gesungen haben. Weil Ihr Kind nun aber von den weiteren Möglichkeiten des Zaubers profitieren kann, ist die Erweiterung um die inneren Bilder meistens sinnvoll. Sich vorzustellen, wie der Bauch beim Einatmen sogar Luftballons aufpusten kann, macht den meisten Kindern Freude. Wenn Sie die aktuelle Lieblingsfarbe Ihres Kindes kennen, schlagen Sie ihm die vor: »Vielleicht ist das ja ein gelber Luftballon, schön gelb und rund, ein Luftballon in deiner Lieblingsfarbe. Und jedes Mal, wenn du deinen Bauch ganz dick atmest, ja, schau mal wie schön dick der wird! Der Luftballon wird immer dicker und schöner, und irgendwann fliegt er los, weil er ganz rund und schön und leicht ist. Jetzt fliegt er los in den Himmel.«

Kinder zwischen zwei und drei brauchen meistens noch ein bisschen mehr Anleitung beim Luftballons-Aufpusten. Beschreiben Sie während des Anleitens, was passiert. Ihr Kind wird seine wundervolle Vorstellungskraft nutzen, um all die Bilder zu sehen, von denen Sie sprechen. Sorgen Sie dafür, dass Ihr Kind schon einmal in der Realität gesehen hat, wie ein Luftballon aufsteigt und vom Wind in eine bestimmte Richtung getragen wird. Daran wird es sich erinnern, wenn Sie ihm nun davon erzählen.

Wenn der erste Luftballon ganz weit weggeflogen ist, dann ist er im Traumland. »Dort schaut er nach den schönsten Träumen, und die schickt er dir dann.« Was die schönsten Träume sind, fragen Sie Ihr Kind, und das kann sich dann so anhören:

»Na, und was willst du denn träumen heute Nacht?«

»Von der Katze.«

»Die Katze, die schleicht übers Dach, ganz geschmeidig und leise, sie fühlt sich da ganz wohl, dann springt sie runter, und unten stehst du. Jetzt kommt sie zu dir und schnurrt und will auf den Arm genommen und gestreichelt werden. Vielleicht setzt du dich ja auf eine Bank und hast die Katze auf dem Schoß? Und wie sie so schön weich ist und warm, und schnurrt, und gar nicht mehr aufhören will mit Schnurren und Gestreichelt-Werden, so gefällt ihr das! Sie schmust sich ganz nah an dich und wärmt dich, und du streichelst ihr über das weiche Fell, mmh, wie kuschelig! Ihr Fell ist weich und warm. Wenn du ihr über den Kopf streichelst, bewegt sie ihn ein bisschen und schnurrt noch lauter. Sie schmiegt sich ganz nah an dich. Und wenn du gleich einschläfst, kannst du den schönen Traum weiterträumen, und die Katze freut sich schon darauf, heute Nacht bei dir zu sein.«

Sprechen Sie ganz langsam. Machen Sie zwischen den Sätzen Pause, damit die Bilder Zeit haben, sich in der Vorstellung zu entfalten. Erzählen Sie einfach noch ein bisschen weiter oder wiederholen Sie das ein oder andere, damit Ihr Kind Muße hat, sich ganz in seine Vorstellungen hineinfallen zu lassen. Wenn Sie leise sprechen, wird Ihr Kind sich noch leichter auf die Vorstellungen konzentrieren und schläfriger werden.

Für kleine Kinder ist es selbstverständlich und nachvollziehbar, dass Geschichten ihrer Vorstellung in ihren Träumen weitergehen. Sie trennen noch nicht zwischen äußerer und innerer Realität. Traum und Vorstellung überschneiden sich. Oft bewahrheitet es sich, dass Kinder eine schöne Geschichte nachts dann wirklich weiterträumen.

Die Frage, wer welchen Luftballon bekommt, ist für die Kleinen noch nicht so wichtig. Auch nicht, wie viele Luftballons es sind. Meist reicht schon ein einziger, um die Fantasie zu beleben und Ihr Kind ins Traumland zu entführen.

Der Einschlafzauber für Kleinere auf einen Blick

- Die Zauberlinie streicheln.
- Mit dem Bauch einen Luftballon aufpusten, in der Lieblingsfarbe des Kindes.
- Den Luftballon ins Traumland fliegen lassen.
- Eine Traumgeschichte erfinden, die das Kind gerne in der Nacht träumen möchte.

5

WAS NOCH WICHTIG IST, DAMIT KINDER GUT SCHLAFEN

Es ist schön, wenn Kinder die Möglichkeit haben, mithilfe eines schönen Rituals abends leicht und friedlich einzuschlafen. Genauso wie es wichtig ist, ihnen dabei zu helfen, ist es wichtig, die Dinge zu lassen, die sie an einem ruhigen Schlaf hindern können. Die folgenden Abschnitte befassen sich mit Fragen, über die schon viel gesprochen und geschrieben wurde, und sicher wissen und beachten Sie das meiste davon. Betrachten Sie die Hinweise also als Erinnerung und Bestätigung dessen, was Sie bestimmt sowieso schon tun.

Fernsehen – je weniger, desto besser

Kinder leben noch sehr stark in einer Welt der Bilder. Wie ein Schwamm saugen sie Informationen und Bilder auf. Bis etwa zu ihrem sechsten Geburtstag machen sie noch keinen großen Unterschied zwischen realen Erlebnissen und Erzählungen. Was sie im Fernsehen anschauen, gelangt ungefiltert in ihr Gehirn.

Damit das Fernsehen bei gerade kleineren Kindern keinen Schaden anrichtet, achten Sie bei der Auswahl bitte auf drei Dinge: auf die Dauer des Schauens, die Inhalte und die Länge der Schnitte. Achten Sie ebenfalls darauf, zu welcher Tageszeit Ihre Kinder fernsehen dürfen.

Dauer

Kinder brauchen kein Fernsehen, um gut heranzuwachsen. Ihnen fehlt nichts, wenn sie nicht fernsehen. Fangen Sie möglichst spät damit an. Beim ersten Kind ist das relativ einfach, besonders, wenn Sie selbst nicht viel fernsehen oder erst dann, wenn Ihr Kind schläft. Wenn es schon ältere Geschwister gibt, werden Sie Ihr Kind schwerer vom Fernsehen fernhalten können.

Für Kinder bis vier ist eine tägliche Fernsehdauer von 15 Minuten akzeptabel. Das Sandmännchen anschauen und die Kiste dann ausmachen ist die beste Variante. Mehr hilft nicht den Kindern, sondern eher den Eltern, die einen Moment durchatmen können, solange ihr Kind vom Fernseher absorbiert ist.

Bis zur Einschulung sollte der tägliche Konsum eine halbe Stunde nicht überschreiten. Auch danach ist es sinnvoll, das Schauen auf maximal eine Sendung am Tag zu beschränken. Noch besser ist es, mit dem Kind gemeinsam eine oder zwei Sendungen auszusuchen, die an bestimmten Tagen der Woche angeschaut werden. Die restlichen Tage sind dann fernsehfrei. Das ist leichter umzusetzen, wenn auch die Eltern wenig fernsehen. Vielleicht nutzen Sie die Gelegenheit, Ihren eigenen Konsum zu reduzieren. Was Kindern schadet, ist auch für Erwachsene nicht gut. Weil das Fernsehen für viele von uns selbstverständlicher Teil des Alltags geworden ist, machen wir uns selten bewusst, dass es uns massiv beeinflusst und unseren Tagesablauf bestimmt.

Inhalte

Was passiert bei Kindern, wenn sie fernsehen? Sie machen sich die Inhalte der Sendungen, die sie sehen, ganz zu eigen. Für sie ist das, was sie anschauen, genauso real wie das, was gerade in der Nachbarschaft oder im Kindergarten passiert. Was sie sehen, wird also Teil ihrer Welt. Wir müssen die Sendungen, die die Kinder anschauen wollen, unter diesem Gesichtspunkt genau prüfen und uns fragen: Möchten wir, dass das, was da läuft, für unser Kind »normal« ist und Teil seiner Realität wird? Entspricht der Inhalt der Sendung dem, was wir unserem Kind für sein Leben vermitteln möchten? Lassen Sie Ihre Kinder nur Sendungen anschauen, hinter deren Inhalten Sie stehen können.

Gleichzeitig hat der Fernsehkonsum einen weiteren Effekt: Er ist passiv. Es wird konsumiert, aber nicht aktiv herausgefordert. Kinder übernehmen Bilder und Vorstellungen, anstatt eigene zu entwickeln. Ihre eigene Fantasie wird nicht gefördert. Die aber brauchen sie in hohem Maß, wenn sie eigene Geschichten entwickeln sollen, eigene Lösungswege für Probleme und eigene Bilder. Natürlich können sie sich aus Filmen manches abschauen. Sie werden aber nicht inspiriert, ihren Geist schöpferisch zu gebrauchen.

Bilder, die in Filmen vorkommen, wirken bei Kindern sehr intensiv. Schon Filme, die für Sechsjährige zugelassen sind, enthalten oft Bilder, die so unheimlich sind, dass Kinder daraus Alpträume stricken. Achten Sie darauf, dass Filme, die spannend sind, keine Vorlagen für gruselige Tag- und Nachtträume enthalten. Immer wieder begegne ich in meiner Praxis Kindern, die durch Film-

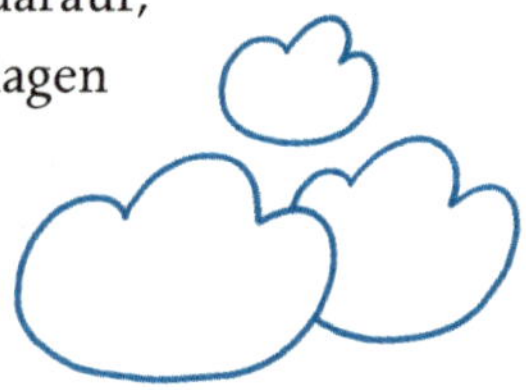

sequenzen traumatisiert wurden. Manchmal geschah das durch Filme, die ältere Geschwister angeschaut haben, oder auch durch Filme für Erwachsene, deren Inhalte die Kinder durch die angelehnte Zimmertür gesehen haben, wenn sie nachts noch einmal aufstanden. Kinder entwickeln dann häufig Ängste, die wir mit dem Gesehenen nicht mehr in Verbindung bringen.

Schnittfrequenz

Haben Sie schon mal gemessen, wie lang in heutigen Fernsehsendungen eine Einstellung dauert, bevor mit einem Schnitt in eine andere Perspektive gewechselt wird? Nein? Nehmen Sie einmal die Stoppuhr und machen Sie den Versuch. Sie werden sich wundern, wie schnell die Bilder springen! Das passiert nicht nur bei Sendungen für Erwachsene, sondern auch bei solchen für Kinder. Egal, ob es ein Comic ist oder eine Zooreportage. In den letzten zehn Jahren hat die übliche Einstellungslänge bei allen Sendungen rapide abgenommen. Während bei dem früheren Wickie die einzelnen Szenen noch ein paar Sekunden gedauert haben, wechseln sich heute bei Reportagen innerhalb von fünf Sekunden drei oder vier Einstellungen ab. Bei vielen aktuellen Kindersendungen liegt die Schnittfrequenz sogar noch höher!

Nun ist es aber so, dass unser Gehirn bei normalem Funktionieren gar nicht so schnell von einem zum nächsten Bild umstellen kann. Es hat Schwierigkeiten, die schnell wechselnden Bilder zu verarbeiten. Also schaltet es in einen Hyperaktivitäts-Modus, ähnlich jenem, der bei Computerspielen aktiviert wird, bei denen man blitzschnell reagieren muss. Jeder, der schon einmal zwei oder drei Stunden mit einem solchen Spiel verbracht hat, weiß, dass man sich danach ziemlich erschöpft und leer fühlt und sich schwertut, sich intensiv auf eine Sache zu konzentrieren. Eher suchen wir nach weiteren Ablenkungen und neuen starken Reizen.

Kindern geht es genauso. Weil ihr junges Gehirn schneller lernt als unser in die Jahre gekommenes, führt der Konsum von Sendungen, in denen die Bilder in einem Rhythmus von weniger als zwei Sekunden wechseln, dazu, dass sie sich an das geistige Hin- und Herspringen gewöhnen. Das setzt sich fort, auch wenn der Fernseher ausgeschaltet ist. Konzentrationsprobleme, fehlende Aufmerksamkeit, starke Ablenkbarkeit sowie Hyperaktivität sind die Folgen.

Die Zeit, die ein Deutscher im Schnitt täglich vor dem Fernseher verbringt, liegt bei drei bis vier Stunden. Nicht wenige Kinder kommen ebenfalls auf diese Durchschnittszeit. Dass die Zahl zappeliger und leicht ablenkbarer Kinder zunimmt, braucht in diesem Zusammenhang nicht zu wundern.

Achten Sie also bei der Auswahl der für Ihr Kind passenden Sendungen nicht nur auf Inhalt und Länge, sondern auch auf die Ruhe oder Hektik, die diesen Sendungen innewohnt, und verzichten Sie auf Filme, die ständig wechselnde Perspektiven bieten. Schauen sich Kinder so etwas direkt vor dem Einschlafen an, braucht ihr Geist lange, bevor er sich entspannen kann.

Bringen Sie Ihre Kinder nicht direkt nach dem Fernsehen ins Bett. Damit sich die Gedanken beruhigen, ist es wichtig, noch etwas Ruhiges zu tun: eine Runde Memory spielen, etwas vorlesen, gemeinsam singen, schmusen.

Gesunde Ernährung

Ganz kleine Kinder schlafen besser, wenn sie direkt vor dem Einschlafen noch einen Brei gegessen haben. Das satte Bäuchlein macht sie müde. Auch später geht es uns oft so. Nun ist es aber so, dass die Abendmahlzeit unserer Größeren nicht mehr aus Brei besteht, sondern viel abwechslungsreicher ist. Und da gibt es immer mal wieder Dinge, die nicht leicht zu verdauen sind und deshalb das Einschlafen erschweren können. Achten Sie darauf, dass die Abendmahlzeit nicht zu üppig und eher leicht ist und nicht bläht. Und nicht direkt vor dem Schlafengehen stattfindet. Eine halbe Stunde oder Stunde Abstand ist perfekt.

Nicht wenige Kinder sind nach dem Essen von Zucker sehr aufgedreht. Da die meisten Kinder mehrmals am Tag Zucker essen, fällt das vielen Eltern gar nicht auf. Wenn Sie aber das Gefühl haben, dass Ihr Kind außergewöhnlich schwer zur Ruhe kommt und permanent unter Spannung steht, probieren Sie einige Tage lang aus, ob sich der Zustand Ihres Kindes bessert, wenn Sie ihm nach dem Mittagessen nichts mehr zu essen oder zu trinken geben, das Zucker enthält: keine Süßigkeiten und Kekse, keine Fruchtsäfte oder Softdrinks, keinen Kuchen und keine gesüßten Joghurts, keine Wurst, die Zucker enthält, keinen Honig, auch keine Weintrauben und Rosinen, die viel Fruchtzucker enthalten. Stattdessen können Kinder Nüsse naschen, Äpfel und Naturjoghurt. Ganz besonders hartnäckige Schleckermäuler dürfen Joghurt mit Agavensirup süßen, der den Blutzuckerspiegel im Gegensatz zu anderen Süßungsmitteln nicht ansteigen lässt.

Wenn es Ihrem Kind jetzt besser geht, wenn es jetzt ruhiger und konzentrierter ist, sollten Sie es langfristig zuckerarm ernähren. Das fällt vielen Kindern natürlich erst einmal schwer. Nach einer Weile akzeptieren sie das aber; vor allem, weil sie selbst merken, dass sie sich viel besser fühlen, mehr hinbekommen und weniger Ärger haben.

Regelmäßige Bewegung

Alle Menschen haben von Natur aus ein großes Bewegungsbedürfnis. Bei Kindern ist dieses Bedürfnis noch gut spürbar. Damit Kinder abends richtig müde sind, ist es wichtig, dass sie sich tagsüber auch körperlich austoben durften. Kinder, die zwei Kilometer zur Schule laufen und dort auf dem Pausenhof viel herumrennen, sind im Vorteil. Andere, die einen kürzeren Weg haben, mit dem Bus fahren oder mit dem Auto oder Fahrrad zu Schule oder Kindergarten gebracht werden, haben ein Bewegungsdefizit.

Während die Kleinen im Kindergarten meistens noch eine ganze Menge herumrennen und sich im Sommer auf dem Spielplatz austoben, ändert sich das schlagartig, wenn Kinder in die Schule kommen. Wenn Ihr Kind nicht gerade jeden Nachmittag mit den Nachbarskindern draußen spielen und toben kann, ist es an der Zeit, eine Sportart zu finden, die Ihrem Kind Spaß macht und ihm Gelegenheit gibt, zwei oder drei Mal in der Woche den Körper gut durchzubewegen. Der Schulsport alleine reicht bei Weitem nicht aus.

Regelmäßige Bewegung hat einen positiven Einfluss auf

das Gleichgewicht im vegetativen Nervensystem. Dieses Gleichgewicht ist bei vielen Kindern gestört, die zu viel mit dem Kopf und den Augen tun, aber zu wenig mit den Muskeln. Ein ausgeglichenes vegetatives Nervensystem ist aber die Voraussetzung für einen gesunden und ruhigen Schlaf.

Interessant ist in diesem Zusammenhang vielleicht die Beobachtung, dass sich durch mehr Sport die schulischen Leistungen von Kindern noch mehr verbessern als durch zusätzliches Büffeln. Muten Sie Ihrem Kind also zu, dass es zu Fuß zur Schule geht, auch wenn der Weg etwas weiter ist. Schicken Sie es auch bei schlechtem Wetter zum Spielen nach draußen. Melden Sie es im Sportverein an, gerne in einer Sportart, in der es richtig gefordert wird. Neben den schulischen Leistungen und der körperlichen Fitness wird sich auch sein Selbstbewusstsein verbessern. Und der nächtliche Schlaf.

Der richtige Schlafplatz

Eigentlich ist es eine Selbstverständlichkeit: Damit Kinder gut schlafen können, brauchen sie ein Bett, in dem sie sich wohl und sicher fühlen. Dazu braucht es meistens nicht viel: ein Bett, das nicht zu eng ist, sodass sich das Kind im Schlaf drehen kann, ohne gleich herauszufallen. Zu groß soll das Bett auch nicht sein, damit das Kind sich darin nicht verirrt. Die Bettwäsche sollte vertraut sein, sodass das Kind sich darin wohlfühlt. Dazu führt nicht nur die Wäsche an sich, sondern vielleicht auch ihr Duft. Das liebste Kuscheltier im Bett ist wichtig. Kinder, die gerne mit Kuscheltieren spielen, richten sich manchmal auch einen richtigen Zoo im Bett ein. Das ist o.k. Spielsachen gehören aber nicht ins Bett, auch keine Bücher, wenn Schlafenszeit ist. Spielsachen und Bücher sollten mit etwas Abstand zum Bett aufbewahrt werden, damit die Versuchung, etwas aus dem Regal zu ziehen, nicht so groß wird. Damit klar ist, das Bett ist ein Platz zum Schlafen und nicht zum Spielen, sollte es auch ausschließlich dazu verwendet werden.

Zum Schlafen soll es im Zimmer dunkel sein. Für ängstliche Kinder kann man ein kleines Nachtlicht in die Steckdose stecken, damit sie sich orientieren können.

Es ist sinnvoll, das Kinderzimmer so einzurichten, dass möglichst wenig störende Geräusche hineindringen. Elektronische Geräte haben dort in der Nacht nichts zu suchen. Sollten Kinder bereits ein Handy besitzen, wird dieses über Nacht aus dem Kinderzimmer verbannt. Allein zu wissen, es könnte eine Nachricht kommen, hält oft wach – selbst wenn nie eine kommt. Dieses Phänomen ist von Feuerwehrleuten bekannt, die in kleinen Gemeinden tätig sind, in denen es nur sehr selten einen Alarm gibt. Dennoch leiden sie überdurchschnittlich häufig an Schlafproblemen.

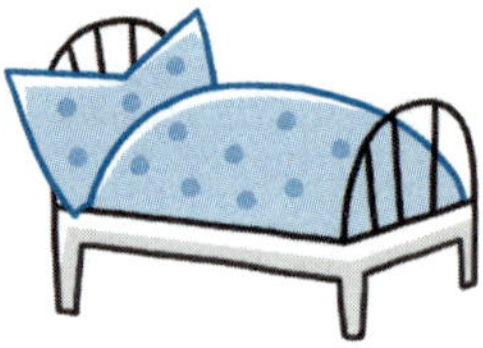

Natürliches Schlafbedürfnis berücksichtigen

Dazu habe ich im Kapitel über den Zauber für die ganz Kleinen schon einiges geschrieben. Trotzdem sei an dieser Stelle noch einmal wiederholt: Manchmal überschätzen wir das Schlafbedürfnis unserer Kinder einfach. Kinder, die um sieben ins Bett gehen, um neun einschlafen und morgens um sieben fit sind, könnten oft auch später schlafen gehen. Vielleicht reichen ihnen zehn Stunden Schlaf. In diesem Fall machen Sie es allen einfacher, wenn Sie das Insbettgehen nach hinten verschieben, schauen, dass Ihr Kind zum Beispiel um acht bettfertig ist, und ihm dann erlauben, im Bett noch ein Buch anzuschauen oder zu lesen, wenn es das bereits kann. Um halb neun oder neun kommen Sie dann und machen den Einschlafzauber, sodass Ihr Kind gut in den Schlaf kommt.

Wenn Sie mehrere Kinder haben, ist es wichtig zu unterscheiden. Möglicherweise haben Ihre Kinder unterschiedliche Schlafbedürfnisse. Falls jedes Kind sein eigenes Zimmer hat, ist es kein Problem, bei dem einen das Licht schon früher zu löschen als beim anderen.

6

HILFE AUS DER HAUS-APOTHEKE

Manche Kinder sind wirklich harte Brocken, wenn es ums Einschlafen geht. Sie plappern ohne Unterlass, springen wieder aus dem Bett, sobald wir ihnen den Rücken gekehrt haben, und sind wahre Stehaufmännchen. Oder sie zappeln so im Bett herum, dass sie sich selbst wieder aufwecken, sobald sie in den Schlaf hinübergleiten möchten. Diesen Kindern hilft der Einschlafzauber besonders. Die Mittel, von denen ich hier schreibe und die klassische Hausmittel sind, sollen also kein Ersatz zum Einschlafzauber sein. Sie können ihn aber in der Anfangsphase gut ergänzen, wenn Sie das Gefühl haben, Ihr Kind tut sich ganz besonders schwer, oder wenn Sie einfach zermürbt sind nach einer langen Phase schwieriger Nächte und sich schnelle Abhilfe wünschen. Geben Sie das Mittel dann aber nicht gleichzeitig zum Einschlafzauber dazu, weil Sie ja nicht möchten, dass es Teil des Rituals wird.

Hilfe für Zappelbeine

Die Passionsblume, Passiflora, wird in homöopathischer Urtinktur oft mit Erfolg angewandt. Man kauft die Urtinktur im Fläschchen und mischt abends etwa zehn Tropfen mit etwas warmem Wasser. Das trinkt das Kind direkt vor dem Schlafengehen. Nach einigen Tagen beruhigen sich die Beine, und das Kind kann sich leichter entspannen und es sich im Bett gemütlich machen.

Wenn die Beine abends oder nachts Rad fahren, kann man auch Zincum valerianum D 30 ausprobieren, einmalig abends drei Kügelchen.

Schüsslersalz-Berater empfehlen häufig Ferrum phosphoricum, das Salz Nr. 3. Es wird in Form von Tabletten angeboten, die Milchzucker enthalten. Wenn Kinder eine Laktose-Intoleranz haben, sollte man es nicht geben. Wenn Kinder Milchzucker gut vertragen, können sie abends vor dem Einschlafen zwei Tabletten nacheinander lutschen. Eigentlich sollten sie sie unter der Zunge zergehen lassen, aber welches Kind schafft das schon?

Hilfe für ängstliche Kinder

Wenn Kinder abends beim Einschlafen Angst haben, bleich sind und eher seelisch unruhig wirken, empfehlen Homöopathen oft Aconitum D 30. Man gibt dem Kind an drei Abenden hintereinander jeweils drei Kügelchen zum Lutschen. Dann sollte sich eine Veränderung einstellen.

Auch Lavendelduft kann beruhigend wirken. Am besten gibt man ein kleines mit Lavendelblüten gefülltes Kissen in das Bettchen des Kindes, wo es den Duft nachts einatmen kann.

Wenn Kinder sich vor Monstern und gefahrlichen Tieren fürchten, kann Belladonna D 30 helfen. Es wird einmalig abends gegeben, auch hier drei Kügelchen zum Lutschen.

Kindern, die Angst haben, nachts zu sterben, und es sonst mit vielen Dingen eher genau nehmen, zum Beispiel in der Schule, kann Arsenicum album D 12 helfen. Einige Abende nacheinander werden drei Globuli vor dem Einschlafen gegeben.

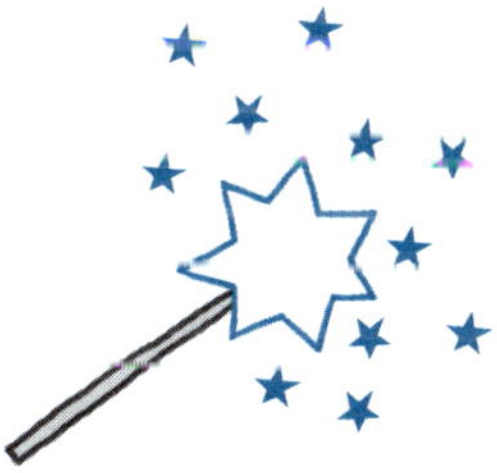

Wenn Kinder leicht frieren

Wer kann schon gut einschlafen, wenn ihm kalt ist? Wenn unsere Kinder im Winter kalte Füße oder Bäuche haben, gibt es nichts Schöneres als eine Wärmflasche oder ein Kirschkernsäckchen, an dem man sich wärmen kann. Besonders empfindliche Kinder lieben es, wenn ihr Bett schon vorgewärmt ist, bevor sie hineinschlüpfen. Gleichzeitig ist es gut, die Luft im Zimmer kühl zu halten. Zu warme Luft vermindert die Schlafqualität ebenfalls.

Wenn Kinder schlecht Luft bekommen

Gerade in Schnupfenzeiten schlafen manche Kinder nicht ein, weil sie schlecht Luft bekommen – kein Wunder, schalten sie doch automatisch auf die Nasenatmung um, wenn sie sich entspannen. Und da kommt dann plötzlich gar nichts mehr. Geben Sie Ihrem Kind einen Meerwassernasenspray vor dem Einschlafen, der die Schleimhäute befeuchtet und so der kleinen Nase hilft, schnell wieder gesund zu werden. Wenn Sie abschwellende Sprays verwenden, sprechen Sie mit dem Kinderarzt. In der Regel dürfen die Sprays nicht über längere Zeit verwendet werden, weil sonst die Schleimhäute Schaden nehmen können.

Schlusswort

Nun ist alles Wichtige gesagt. Vielleicht haben Sie ja schon mit dem Einschlafzauber angefangen oder zusätzlich die ein oder andere Anregung gefunden, die Ihrem Kind das Schlafen erleichtert. Manchmal kann man eine Gebrauchsanweisung eins zu eins umsetzen. Wenn das gut funktioniert, bleiben Sie dabei. Fällt Ihnen an einem Punkt etwas ein, was viel besser zu Ihrem Kind passt? Scheuen Sie sich nicht, kreativ von der »Gebrauchsanleitung« abzuweichen. Das ist wie mit einem Kochrezept. Wenn es erprobt ist und man die richtigen Zutaten dafür hat, kommt in der Regel etwas Leckeres dabei heraus. Aber jeder hat seinen ganz eigenen Geschmack, und da ist es ganz normal und völlig in Ordnung, wenn man hier und da ein bisschen abweicht, etwas dazutut, das im Rezept nicht beschrieben ist, oder auch weglässt, was man nicht mag.

Werden Sie also zur Expertin oder zum Experten Ihres ganz eigenen Einschlafzaubers. Und vergessen Sie nicht: Die größten Experten sind die, die den Einschlafzauber für sich nutzen und damit einschlafen lernen – Ihre Kinder. Was sie sagen, welche Ideen sie beisteuern, das sollten Sie absolut ernst nehmen und in den Einschlafzauber einbauen. Ich wünsche Ihnen und Ihren Kleinen ruhige und erholsame Nächte und gute Träume!

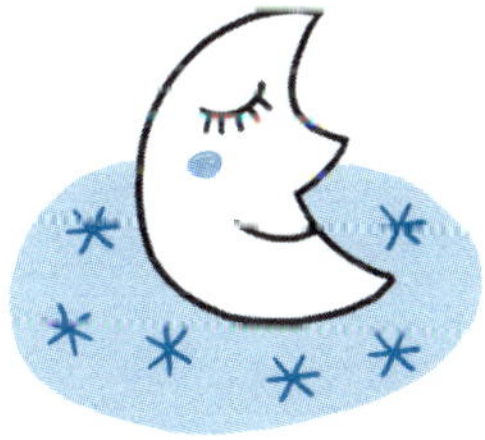

Literatur zum Weiterlesen

Kommunikation

Eckert, Hartwig: *Sprechen Sie noch oder werden Sie schon verstanden? Persönlichkeitsentwicklung durch Kommunikation. Mit zahlreichen praktischen Übungen, mit 31 Hörbeispielen auf Audio-CD*. 3. Aufl. München [u.a.] 2012.

Imagination und Trancegeschichten

Achterberg, Jeanne u.a.: *Rituale der Heilung. Die Kraft von Phantasiebildern im Gesundheitsprozeß*. München 1996.

Hüther, Gerald: *Die Macht der inneren Bilder. Wie Visionen das Gehirn, den Menschen und die Welt verändern*. Göttingen 2004.

Müller, Else: *Auf der Silberlichtstraße des Mondes. Autogenes Training mit Märchen zum Entspannen und Träumen*. Frankfurt am Main 1986.

Nitsch, Cornelia: *Der blaue Luftballon. Phantasiereisen zum Vorlesen und Weiterspinnen*. München 2000.

Wilk, Daniel: *Auf den Schultern des Windes schaukeln. Trance-Geschichten*. 6. Aufl. Heidelberg 2014.

Wilk, Daniel: *Die Melodie der Ruhe. Trance-Geschichten. Gefühle wahrnehmen und akzeptieren. Hypnose und Hypnotherapie*. Stuttgart 2012.

Wilk, Daniel: *Ein Käfer schaukelt auf einem Blatt. Entspannungs- und Wohlfühlgeschichten für Kinder jeden Alters*. 5. Aufl. Heidelberg 2014.

Hypnose / Selbsthypnose

Alman, Brian M.; Lambrou, Peter T.: *Selbsthypnose. Ein Handbuch zur Selbsttherapie*. 10. Aufl. Heidelberg 2012.

Bongartz, Bärbel; Bongartz, Walter: *Hypnose. Wie sie wirkt und wem sie hilft*. Zürich 1988.

Brunier, Eberhard: *Allergie mit Selbsthypnose heilen*. Mainz 2011.

Gerl, Wilhelm: *Moderne Hypnose: Hilfe durch das Unbewusste. Wie Hypnose wirkt und wann sie sinnvoll ist*. Stuttgart 1998.

Energetische Psychologie / Klopfakupressur

Becker-Oberender, Kornelia: *Klopfakupressur mit Kindern, Jugendlichen und Familien. Das Handbuch für die Praxis: systemisch, energetisch, ressourcenorientiert*. Kirchzarten bei Freiburg 2008.

Bohne, Michael: *Feng-Shui gegen das Gerümpel im Kopf. Blockaden lösen mit energetischer Psychologie*. Reinbek bei Hamburg 2007.

Gallo, Fred P. u. a.: *Gelöst, entlastet, befreit. Klopfakupressur bei emotionalem Stress*. 6. Aufl. Kirchzarten bei Freiburg 2010.

Hochsensibilität

Sellin, Rolf: *Mein Kind ist hochsensibel – was tun? Wie Sie es verstehen, stärken und fördern*. München 2015.

Sellin, Rolf: *Wenn die Haut zu dünn ist. Hochsensibilität – vom Manko zum Plus. Mit Test: Sind Sie hochsensibel?* München 2011.

Hirnforschung

Hüther, Gerald: *Bedienungsanleitung für ein menschliches Gehirn*. Göttingen 2001.

Hüther, Gerald: *Was wir sind und was wir sein könnten. Ein neurobiologischer Mutmacher.* Frankfurt a.M. 2013.

Spitzer, Manfred: *Digitale Demenz. Wie wir uns und unsere Kinder um den Verstand bringen*. München 2012.

Naturheilkunde / Homöopathie

Enders, Norbert: *Das »homöopathische« Kind. Ein Lesebuch – nicht nur für Eltern*. 2. Aufl. Heidelberg 1994.

Enders, Norbert: *Enders Homöopathie für Kinder*. 5. Aufl. Stuttgart 2012.

Grandgeorge, Didier: *Homöopathische Essenzen in der Kinderheilkunde. Das Wesen der 250 wichtigsten Kindermittel*. Kandern 2012.

Schwörer, Claudia: *Selbstbehandlung mit Schüssler-Salzen*. Augsburg 2007.

Uhlemayr, Ursula: *Wickel & Co. Bärenstarke Hausmittel für Kinder*. 12. Aufl. Oy-Mittelberg 2010

Schlafen

Müller, Tilmann; Paterok, Beate: *Schlaf erfolgreich trainieren. Ein Ratgeber zur Selbsthilfe*. Göttingen 2014.

Schuier, Franz: *Musik für sanfte Träume. Damit Ihr Kind leichter ein- und durchschläft*. München 2014. CD.

Schuier, Franz: *Musik zum Einschlafen. So schlafen und träumen Kinder gut*. München 2002. CD.

Zulley, Jürgen: *Mein Buch vom guten Schlaf. Endlich wieder richtig schlafen*. München 2010.